山上敏子の行動療法講義 with 東大・下山研究室

山上敏子・下山晴彦 著

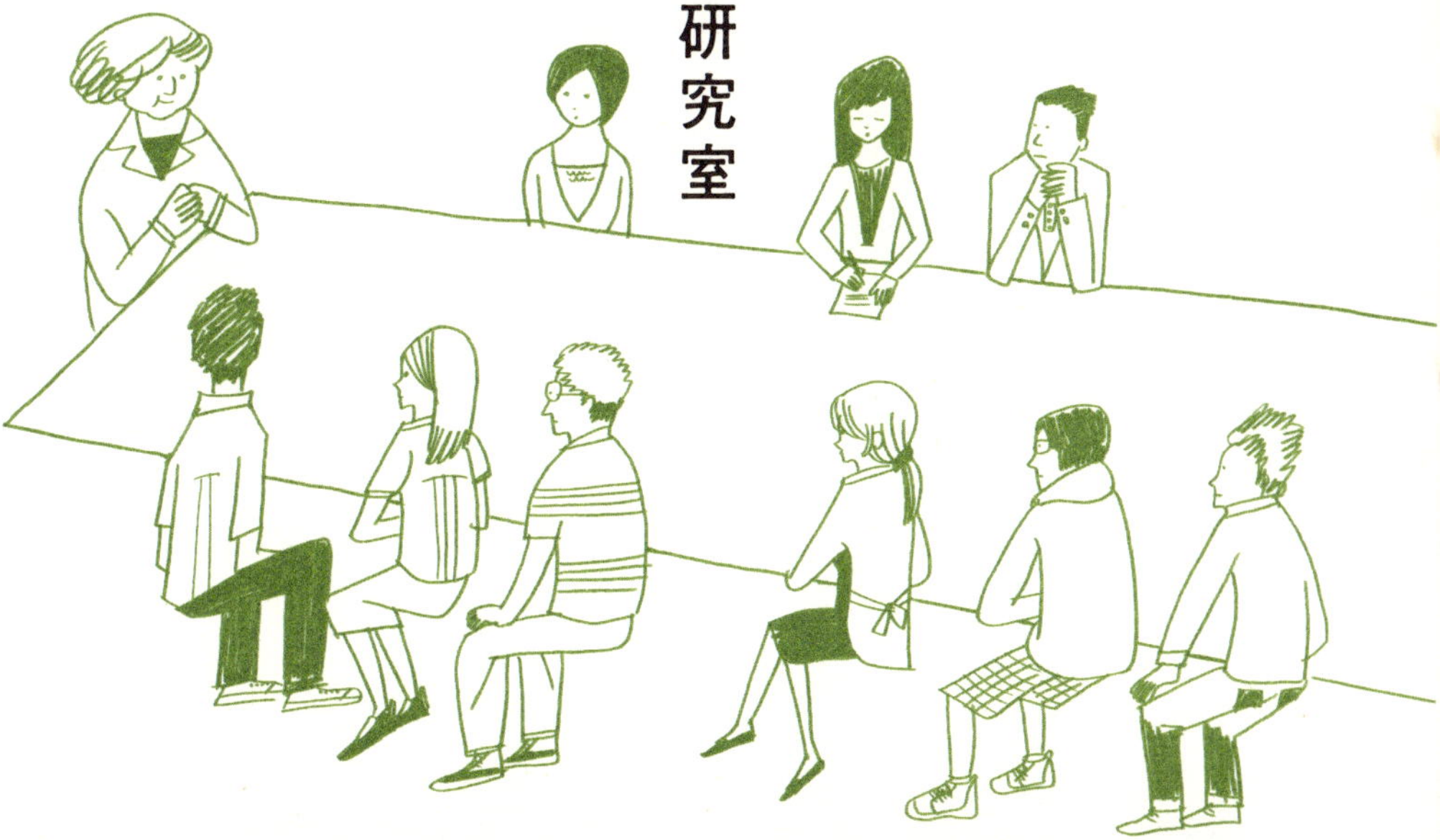

山上敏子の行動療法講義 with 東大・下山研究室

はじめに

本書は、タイトルが示す通り、山上敏子先生が東京大学大学院・臨床心理学コースの下山研究室の勉強会でお話をされた内容を再構成したものです。勉強会は、二〇〇三年、二〇〇四年、そして二〇〇五年に、いずれも二日間にわたって集中的に行われました。当時の私は、行動療法の基本をしっかり学びたいという気持ちが強く、お忙しい山上先生に無理にお願いをして東京に来ていただきました。

私は、大学院時代はクライエント中心療法を学び、大学院を中退して現場に出た後は精神分析を本格的に学びました。しかし、常勤の心理職として勤務している中で、現象学的世界や内的世界と呼ばれる内面に焦点を当てるクライエント中心療法や精神分析では、現場の日常臨床で扱う問題に適切に対応できないという意識が強くなっていきました。多くのケースは、回避、引きこもり、性的逸脱、食行動異常などの〝行動〟の問題でした。自傷行為や自殺未遂などの行動化も頻繁に見られました。統合失調症や気分障害については生活支援が活動の中心となっており、その点で日常行動や対人行動の調整が主となっていました。いずれのケースでも、自己の問題を内省し、内的世界を見直すというレベルではありませんでした。

また、現場では、医師や看護師、あるいは事務職といった他種職と協働することが求められましたが、その際に共通のテーマとなったのが、〝行動〟の改善でした。行動をしっかりと扱うことができなければ、他職種と協働できず、現場での仕事は思うようにできないということが、私の中で明確になってきました。そのような日常臨床の経験の中から、行動に介入し、クライエントの日常生活をつなぐ、あるいはつなぎ直していくことが私の臨床活動の主要な方法となっていました。

十二年間、常勤心理職として働いた後に、大学の教員となりました。大学では、臨床経験を生かして、臨床現場で役立つ臨床心理学を教えたいと思いました。ところが、当時、巷に出回っていた臨床心理学の書籍は、内面や内的世界を扱うものばかりでした。そこで、諸外国の臨床心理学教育を調べてみると、行動療法や認知療法が主流となっていました。認知療法として認知の再構成をするにしても、最終的には行動の変容が目的となっていました。そこで、「行動療法を学ばなくては何も始まらない」と意を強くして、山上先生に教えを乞うたというわけです。

山上先生に来ていただいた当時の下山研究室は、メンバーの入れ替えの時期で、比較的若い世代が中心となっていました。そのようなこともあり、勉強会に参加したメンバーの多くは、まだ臨床経験の少ない、初心者でした。そのようなこともあり、先生には、行動療法の基本だけでなく、臨床の基本についてもお話をいただきました。先生の講義をお聞きした後に、若いメンバーが担当したケースを発表し、事例検討会を行い、先生にコメントをいただきました。そして、その後に再び、参加者の臨床経験や知識を踏まえた上でお話をしていただき、さらに夜は懇親会という、本当に贅沢な勉強会となっていました。

勉強会でのお話の内容がとてもわかりやすく、しかも充実したものであったので、下山研究室だけに留めておくのはもったいないという思いがあり、当初より出版計画はありました。勉強会の記録はテープに収められており、それを参加メンバーで分担して逐語録として起こしました。私が、その記録の全体を読み直し、読者の便を考えて講義の順番を入れ替えたり、紙幅の関係で一部は割愛したりするなどして全体を再構成し、文体を統一して書籍としての体裁を整えました。それを山上先生にご覧いただき、全体の構成や文体などに関してご意見をいただきました。それに基づいて、再び私のほうで改定を進める作業を行いました。これを数回繰り返して、最終的に今回お届けする構成となりました。

書籍として出版するまでには、比較的長い時間を要しました。この間、私のほうで、新たに臨床心理学コースを新設し、教育体制を整えるという、手間のかかる仕事が始まったため、集中して時間を取れなかったということが、その最大の原因でした。また、山上先生も、お勤めになられていた久留米大学を退職されたということなどもありました。そのような事情で、出版まで思いの他時間を要しました。

ただ、それによって、むしろ本書は時宜を得た出版となったともいえます。これまで、日本の臨床心理学は、スクールカウンセラーに代表されるように教育領域を中心とし、内的世界に注目し、無意識の深層の分析を目的とする心理療法モデルを軸に発展してきました。ところが、近年に至り、医療領域における臨床心理学の活動の発展が強く期待されるようになり、医師や看護師、福祉職や行政職を含めた多職種で協働することが強く求められるようになっています。

このような状況において、心理職がまさに本書で強調されている行動療法の基本を学ぶ時代が来ています。狭く下山研究室だけでなく、臨床心理学全体で山上先生、そして行動療法から臨床技術の基本を学ぶ時代になってきたわけです。さらにいえば、本書は、精神科臨床に代表されるメンタルヘルス領域において役立つ臨床ポイントをわかりやすくまとめたヒント集といえるものに仕上がっています。その点では、臨床心理士などの心理職に限らずに、メンタルヘルスの活動全般に関わる人々、専門職だけでなく、患者さんやその家族も含めて、できる限り多くの皆様に読んでいただきたい書物であると思っています。

最後に、本書の作成に協力してくれた、当時の下山研究室のメンバーの名前を記して、感謝したいと思います。当時は、まだ修士課程や博士課程の学生であったメンバーも、今は臨床の最前線で心理職として活躍しています。私も含めて、山上先生との勉強会で育てていただいたメンバーです。

石丸径一郎、榎本真理子、吉村麻奈美、瀬戸瑠夏、原田杏子、森田慎一郎、坂井一史、鈴木晶子、石津和子、林潤一郎。

二〇一〇年五月五日

下山晴彦

山上敏子の行動療法講義 with 東大・下山研究室――――目次

講義5　問題に沿って治療を進める

講義1

刺激 - 反応の枠で行動を具体的にとる

1　講義のはじめに

私の話は臨床の話です。〝臨床〟の話は、生きていることの話です。生きている私たちの話ですから、理論がまずあってそこから臨むというより、本当にそのときそのとき、アドリブの連続になるわけね。そのときそのときに対応していくなかで理論ができていくものです。これがこうだと決まったものがあって、その決まった通りに事を運ぶようなものではありません。なので、治療者はいつも頭をぐるぐると働かせながら、「……こうあって、こう言って、こうして……」「……これはどういうことなのだろうか……」というように、イメージしながら、感じながら、考えながら……そして行うものです。

だから、皆さんは、私の講義を聞くとき、講義を聞いて、それを筆記して字面で覚えるというよりも、もちろんそれも初心者には必要なのだけれど、私が話すことを聞きながら、あなた方も頭を働かせて、考えて、感じて、そして疑問に思ったらそのつど発言して、そのように対話する格好で、質問、応答を通して、私の話を聞いていただけたら嬉しいです。

2 〝行動〟という用語

まず、行動療法の特徴となっている〝行動〟という用語から話を始めることにしましょう。私は以前には、行動療法で行動という言葉はないほうがわかりやすいと思っていたことがありました。行動療法を始めた最初の頃のことですから、もうずいぶん昔になってしまっているのですが、その頃「これは行動、これは行動でない」と対象を区分けするようなとり方になっていたことがありました。とても不自由でした。そして行動療法のなかから行動という言葉を排除したほうが、治療法としてはわかりやすいのではないだろうかと思ったりしていました。しかし、これは大間違いでした。

行動療法には、心理学の発達史に位置づけられる面があります。つまり、心理学の発達に乗って、〝行動〟という言葉を使った面があります。一九二〇年代に、行動主義が出現しておりますが、これ自体はイデオロギーの問題で行動療法と直接的な関係はありません。それは、学習理論、行動理論、と発展してきました。そのなかで行動療法が出現してきました。その後に情報理論、認知理論が出てきて、これらも行動療法のなかに入ってきて、認知行動療法という、少し広い名前も出てきました。行動療法には、そういったところから出てきた学問の臨床応用としての性格が、まず一つあります。

もう一つは、〝対象を行動としてとる〟という意味で使われる〝行動〟があります。行動療法には、〝対象を行動としてとる〟というとり方があります。それが、私がよく言う「行動としてとる」ということなのです。ここが、臨床では一番重要なところです。

一九五八年に、アイゼンク（Hans Jürgen Eysenck）の提案で、行動療法が心理療法のなかに入れられましたね。アイゼンク自身は、臨床家ではなく主に統計研究をした人で、一九五〇年代初め頃に心理療法の効用に向けて調査研究をしています。日本では誠信書房から一九六〇年代に『心理学の効用と限界』（ハンス・ユルゲン・アイゼンク（著）帆足喜与子（訳）誠信書房［一九六二］）と題する翻訳本が出ています。彼はそんな研究を基にして、心理療法、とくにその当時主流であった精神分析の効果に対する痛烈な批判を行っています。精神分析では、公式的には無意識を意識化するという治療のプロセスをとります。それに対比させてアイゼンクは、治療の対象として、無意識ではなく、〝行動〟を位置づけたのです。それは、講義全体を通して説明する〝具体的にとる〟ということなのですが、この講義を通して用いる〝行動〟という言葉は、そんな位置づけにあるとまず理解して下さい。

臨床では、精神現象をそれぞれよくとらえて理解しなければ治療が進みません。行動療法では精神現象をとらえる枠組みとして、刺激 - 反応分析、刺激 - 反応の多重分析の方法をもっています。これは、精神現象を刺激 - 反応の連鎖で具体的にとらえる方法です。精神活動の具体的なとり方の基本の型なんです。そしてこのとり方でとらえられた精神活動の単位を「行動」と呼んでいるのです。これが、行動療法での「精神活動」のとり方の基本なのです。日常生活のなかで行動という場合と、違うでしょう？

すべての精神現象を刺激 - 反応の枠組みでとる

刺激 - 反応というと、運動行動だけをイメージする人がいます。しかし、行動療法ではそれは間違いです。私たちの精神活動は、体感もイメージも何から何まで何らかの刺激への反応としてあります。いろんな刺激があって、いろんなことを考えたり、体が反応したりしています。その反応がまたイメージを誘ったり、思考を呼んだりなど、いろんな反応の系があるわけですね。その一つ一つを刺激 - 反応の枠組みでとらえていくのです。それでとらえた精神活動の単位が行動療法では〝行動〟と呼ばれているのです。精神活動を具体的にとるときの単位が行動、ということになるのです。〝行動としてとる〟というのは、このように具体的にとるということなのです。

私の、一九九〇年に出した『行動療法』（山上敏子（著）岩崎学術出版社［一九九〇］）の最初に「行動とはなにか」という論文を入れています。私がアメリカから帰ってすぐに、ある学会から「行動を治すか心を治すか」というテーマのシンポジウムで話をしてほしいと頼まれました。私は、「心と行動は対比するものではない。行動は心のとり出し方であるわけだから、それはテーマとなりえないのでシンポジストにならない」と言いましたら、「テーマにならないというところをテーマにして話したら面白い」と言われ、それなら面白いだろうということで話しました。そこで報告した内容が、この論文となりました。

〝心〟をとるか〝行動〟をとるかというように対立するものではない。心というもののとりだし方、とる単位、それが行動。そういうように考えると、「行動という言葉を使うから面倒くさくなっている」という感じがありますね。行動という言葉にしばられてしまうのです。

認知という言葉があります。実際の治療では、認知療法のベック（Aaron T. Beck）は、認知を一つの仮説構成体として提示しています。認知は、認知行動を指しているわけですね。認知でも、思考でも、言語でも、それを刺激‐反応という枠でとらえて、これを行動というのです。だから、行動療法では、精神活動をすべて行動としてとらえているのです。「これが行動である。これは行動でない」という区分けはおかしいことなのですよ。非臨床的でしょう。臨床では、「あれは見ない。これは見ない」というわけにはいきません。臨床は、問題を何とかとらえて理解することから始まります。そして、そのとらえる枠組みとして刺激‐反応があり、それによって具体的に行動としてとらえていくのです。臨床における〝行動〟ということは、そういうことなのです。

具体的にとる

だから、行動という言葉には拘らないほうがいいかもしれない。大切なのは、〝具体的にとらえる〟ということなんです。思考も、行動として具体的にとらえます。考え方とか、感じ取り方とか、動き方とかというように、すべてを〝パターン〟としてとらえるのです。いろいろな精神活動を刺激‐反応のパターンとして具体的にとらえる。それを、〝行動としてとる〟といっているのです。

臨床では、まず困っていることがありますね。そうすると、その困っていることを、わかろうと、とらえようと、するでしょう。困っていることを総論としてとらえるのではなくて、具体的にとらえることをする。

「昨日、お母さんがこの子に、××と注意した。この子はそれに○○のように反対して、△△のようなかんしゃくを起こした。お母さんは□□と考えて◎◎した。そうしたら……」というように具体的にとりますね。思考も感情も行為もそうしてとりますね。「……僕はお母さんから叱られたと思う。お母さんは、僕のことを嫌いなのじゃないだろうか。そう思うと悲しくなって……」。そういうように具体的にとらえます。

行動療法をよく知らない人が、行動療法というと、手をあげるとか、こっち向くとか、あっち向くとか、叩いたとか、そういう行為ばかりを取り上げていることがあります。そんなのはおかしいです。それは、臨床的ではありませんし、何も理解することにならない。そのときに起きている気持ちとか感情とか考えとか体感とか……、そういうのもとる。刺激 - 反応の枠組みで取り上げるのです。これが、〝行動としてとる〟ということです。これって臨床では当たり前のことでしょう。そうじゃない？

それからね、具体的な精神活動は、ぼんやりしていたらとれないですよ。抽象的なことは、ぼんやりしていてもとれるかもしれない。しかし、具体的にとらえるということは、ぼんやりしているとできませんし、力がいることですよ。体力がいりますね。具体的にとるというのは、「何がどうなっているのだろうか」「これはこういった意味だろうか」といろいろ考えて想像して、自分の頭の中で刺激 - 反応でそれらを拾いあげていかなければいけません。いろいろイメージしながら聞いて、とらえていかなきゃわからない。感じ取っていかなきゃわからないんですよ。そういう意味では、行動療法というのは難しい説明はないけれども、具体的にとること、それが非常に難しいというか、丁寧さと体力がいるところです。いろいろ考えながら具体的なところでわかるように、しっかりと面接をし観察をしなければいけないのです。

Q&A 質疑応答——〝具体的にとる〟とは、どういうことか

受講生　〝具体的にとる〟というのは、データとしてとれるということでしょうか。話を聞くと出てくるとか、観察できるとか、そういう意味でおっしゃっているのでしょうか。

山上　具体というのは、観察できるものに限らないんです。クライエントは、何らかのイメージをもっている。それは観察できない。ただ、観察できなくても、「この人は、このようにイメージしているのか」と、治療者は考えてみます。そういうとり方ですね。どういう事象が起きているのかを想像し、考えながら、それを確かめながらとるのです。面接ではそうしていませんか？「クライエントはこう言っている。それはこういうことかしら……」とか考えながら面接しているでしょう。「こんなに言っているのは、こういうことか」など考えながら話を聞いていますね。そして、それを確かめるようにして質問し、また考え、また聞き、などを繰り返しながらだんだんわかっていっていくでしょう。そう思うのは質問しているこちら側の反応なんですね。ある事象に対して反応しているわけです。そして、その事象とこちら側の反応も、刺激‐反応系の上にあるんです。事象と反応は一応別個です。しかし、何かが刺激になって飛び出したものが反応でしょう。その反応が刺激になってさらにつぎの反応を起こしている。しかも、反応は、多層なんですね。イメー

ジもあるし、身体感覚もあるし、思考もあるし、いろんな反応がある。そして、それらもまた刺激になって反応を起こしている。セラピストもクライエントも、またお互いに刺激‐反応連鎖の上にいるわけですね。そして、お互いに刺激‐反応系列の上で、一つの枠も作っているのですね。治療ではそれをとりだしているのですね。

下山　心理学の教科書に載っている刺激‐反応というのは、それだけぽつんと刺激があって反応があるという感じですね。単純な「原因と結果」のような印象を与えますね。しかし、山上先生のお話しになっている刺激‐反応は、そうではなくて、連環的なものなんですよね。

山上　そうです。刺激‐反応は連鎖の単位なのです。何かに反応すると、その反応は、つぎの反応の刺激になるでしょう。こうして刺激‐反応が延々と続いている。自分のなかでも、人と人との間でも。私がこう言う、あなた方が考える、何か思いつく、その反応に私が答える、答えながら私のなかにも新たな反応が起こって……循環的な考え方ですね。これ、臨床的にはすごく役に立つことなんですよ。これが悪いとか、あれが悪いとかのような犯人探しにならないんです。犯人探しは、垂直思考なんですね。行動療法は、むしろ水平的で、循環的な思考をする。一つのまとまった理論を立てるには、垂直思考のほうが立てやすいかもしれない。けれども、臨床実践のためには、水平思考のほうが自由で役に立ちます。

抽象概念で説明しない

この刺激‐反応という枠組みをもって、問題を行動としてとりだすのです。何がどのようになっているかを。たとえば、「……子どもがこう言った。それに親がこう答えた。子どもは、それに対してこう考えて腹を立てた。そして物を壊した。親はそれに反応して……」のように。具体的にとればいい。そこに理論をもってきて説明するのではなくて、そのことがらの刺激‐反応を素直に系列としてとらえる。〝具体的にとる〟というのは、そういうことです。

理論があると、説明しやすいし理解しやすいところがあります。しかし行動療法には、抽象化された大きな理論はありません。繰り返しになるけれど、行動療法で何が大切かというと、現象を丁寧に具体的にとるところなんです。それは非常に力がいることなんです。体力がいるんです。概念で説明できるかもしれないけれど、それは治療に直結しにくいです。具体的に、行動とし、とって、具体的なところで治療します。治療がうまくいくのは、具体的にとるからなのです。具体的にとらえること。難しいけれど治療には大切なところです。

たとえば、問題が起こる以前には、親も、ほどほどの親で、そんなにとりたてて問題がなかった。ところが、子どもが何かのきっかけでいろいろな物を「汚い」と言い出して、汚くないかどうかを確認し始めて、親もこんがらがってしまったということもあるでしょう。臨床では、私たちは、そのこんがらがった状態という結果を見ているわけですね。そしてこの結果から原因を推測しようとします。そしてその推測した原因を治療しようとします。それは無理なところも多いですね。「親がこうだから、子どもがこうなった」と言ったりする。それは、治療にとって意味があるかしら？　それよりも現状を、たとえば、「子どもがこうすると親はこうしている。そうすると子どものこの症状はますます強まっている。そうであれば、親がちょっとその状態に反応をしないで知らん顔をしてくれていたら、子どもは少し静かになるのじゃないだろうか」のように、刺激 - 反応連鎖のなかの一部を変える方法を考えてみる。そして、たとえば、お母さんにちょっと知らん顔してもらってみる。そうすると、子どもの症状は少し落ち着いた。それは、その刺激 - 反応連鎖の一部をちょっと変えたことになります。刺激 - 反応分析は、そのようなことなのです。そこにあるはずのもの、つまり現象を見るためのもの。現象を見る見方なのです。ものをよく見るためのものです。どうなっているのかしらと現象をつぶさに、具体的に見る方法なのです。

Q&A　質疑応答――〝具体的にとる〟ためにどのように質問をするか

受講生　私は、学校現場で働いています。暴力をふるってしまう生徒がいて、担任の先生に「どんなときにそれが起こって、どんなときにはそれが起こらないんですか」と尋ねたことがありました。でも、うまく答えが出てこないということがありました。それで、尋ね方が悪いんだろうなと思ったんです。私は、「どんなときに起こりますか」という質問をしました。でも、山上先生のお話を伺っていて、それが、すでに抽象的な問いになっていたかなと思いました。そういうときには、具体的にどのように質問すればよいのでしょうか。

山上　「どんなときに起こるのですか」のような質問も、相手に全面依存した質問で臨床では難しいことも多いですね。そうじゃなくて、聞くこちら側が目一杯想像して、こうかしらああかしらと考えて、その上でその考えたことを確かめたり、補ったりするようにして質問すると良いです。答えはイエスかノーでよいくらいに、聞くこちら側が目一杯に考えて準備して具体的に質問すると具体的な答えをもらいやすいです。たとえば「その子は、ある先生の授業のときに乱暴が多い。『先生の授業は好きじゃない』と言っているように見える。この先生と相性が悪いのかしら」と想像して、「先生の授業はどの授業でもいつも乱暴があるのですか」と質問してみる。質問は、聞くこちら側が頭をいっぱい使って、向こう側がハイとかイイエで答えられるような質問の仕方をするといいですよ。逆に、クライエントのほうがいっぱい頭を働かせなければいけなくて、セラピストのほうが頭を働かせない質問というのは、よくないです。役に立ちません。そんなことわかっていたら、相談にくる必要はないわけですからね。

「いつもどの授業中も同じように乱暴が出ますか」という質問ならば、ハイかイイエで答えられるでしょう。でも、「どんなときに起こるんですか」と尋ねたら、ハイかイイエで答えられない。その質問は、難しいわけですね。だから、「わからないことを聞くときは、イエスかノーかで答えてくれるような質問をする」と覚えているといいです。たとえば、過食の子に「どんなときに冷蔵庫開けるの？」と聞くよりも「お腹が空いたときに開けるの？」とか「退屈しているとき？」とか聞くほうがいい。「自分であんまりわかんないけど、ついつい開けてしまうの？」のような質問だと、答えやすいんですね。「なぜ、開けるの？」と聞いたら、相手に詰問していることになる。そうすると、その臨床の場がすごく堅いものになってしまう。「お腹が空いているときに開けるの？」と言うと「そうでもない」と応えるかもしれない。「退屈したときに開けるの？」「うん」「ああそうか、退屈しているときに開けるの？　そのときも食べたくなるの？」というように聞くと、クライエントも少し乗ってきてくれるでしょう。

こうした質問も刺激‐反応という筋立ての上にあるとできるのです。刺激‐反応という筋がないと、抽象になる。「どんなときにこの子は冷蔵庫を開けたくなるのだろうか」と疑問に思うことは、こちらが刺激‐反応の筋をもつことになるし、聞きたいことが出てくる。「お腹が空いているときに冷蔵庫を開けて食べるのか？」と、刺激‐反応の一パターンに疑問をもって質問しますね。そのとき「そうじゃない」のであれば、「退屈したときに開けるのか」と別の刺激‐反応パターンを考えて聞いてみる。これを探すことが大切なのです。そしてこれはクライエント自身にも刺激‐反応パターンがわかる質問になるのです。

下山　一見すると、WhyやWhatで質問するより、イエスかノーで答えてもらう質問をするほうが簡単そうに思える。でも、実際は、イエスかノーで答えてもらう質問のほうが、質問を考え出すという点で難しいですよね。つまり、こちらがかなりの想像力を働かせて、質問を作る必要がある。そして、その質問が的を射ているか否かをクライエントが評価することになる。ここでは逆に、クライエントがセラピストの理解の程度を評価することになる。質問の内容からセラピストがどれだけわかっているのかわかっていないのかが判断できるんですね。

山上　そうですね。そういう質問をすると、クライエントに「先生はわからないの？」と言われたりすることもあるんですけどね。でも、そういうときはクライエントも自分のことを考えている。こちらが刺激‐反応でずっと聞いていくと、クライエントも考えやすくなるのです。クライエントは、問題があるとき、どこかで「だめだ」と思って相談に連れられて来ることが多いです。質問されることで、「そういえば一人のときは静かにしている」などといったことがわかってくると、少し元気が出てきます。面接でクライエントが沈み込んでいくのは、わかりにくい方向にいって落ち込んでいくのです。少しわかると少し元気になる。これは、行動療法に限らず当てはまることなので覚えておいて下さい。

3 行動療法は具体的な学習をテーマとする

〝行動〟という用語について説明し足りないところがあったので、少し補足をします。最初に説明したように行動療法の行動という言葉は、具体的な精神活動を行動としてとるという、心理学の流れの中で用いられたという事情がありますよね。つまり行動療法は、最初はアイゼンクが、学習に関する実験に裏づけられた知識を臨床に応用するもの、として定義していますね。これは、スキナー（Burrhus Frederic Skinner）の科学哲学としての行動主義や行動科学とも関連しています。行動療法は行動科学の臨床応用として出現してきた面もあります。定義はアイゼンクの後にもいくつかなされていますが、たとえば一九七〇年代の後半にウィルソン（Reid Wilson）という人が、「臨床的問題を評価したり解決したりするための方法論として行動科学から引き出された方法を利用するもの」と定義しています。さらに最近のアメリカの行動療法学会誌の表紙のタイトルの下に、「行動科学と認知科学の臨床応用」という文言が書かれています。さらに現在では行動療法はほぼ同義語として認知 - 行動療法という名称で呼ばれていることも多いですね。この経過は、後でもまた説明します。

私は、「行動療法は学習を主な手段にした精神療法である」と定義してきました。行動療法を精神療法の分野で使うとするならば、この定義が一番その体をよくあらわしていると思います。学習を基本にしている。具体的な精神活動、これが認知活動であろうと言語活動であろうと行為活動であろうと、何であろうと、その具体的な精神活動を対象としている。そして、その変容手段は学習である。このような方法が行動療法であると考えています。学習を主な手段とする行動療法は、具体的な精神活動を対象として、具体的な方法を用いて、具体的な変容を求めた治療法です。行動療法は、具体的な問題のとらえ方と、具体的なたくさんの変容の方法からなっているのです。これには、たくさんの技法、治療法、治療プログラムがあるのです。

行動療法は臨床を通して価値を生み出す

刺激 - 反応のとらえ方は、たとえば、黒いものを白いとその人が認知するとしますね。それは、その人の認知行動なんですね。だから、正しい、正しくない、という区別はないのです。それをそのままとることが大切なのです。それが、行動療法のもっている刺激 - 反応分析のとても臨床的でよいところです。

ある人がこう言って、その人は、それをこう受け取って、このようにしているとします。そして、それが問題になっているとします。それは、その人の行動連鎖なのであって、良いとか悪いとかいうものではない。そのような反応がその人の特徴なのですが、その仕方を少し変えると、もう少し生きやすくなると予測されたとします。そうするとそこではじめて、その仕方が変容の対象となって、その仕方の練習になるわけですね。

ここに正否はない、こうあるというもので構成されている理論ではないんです。方法だけがあるのです。

行動療法は、方法の体系にすぎないと、私はずっと言ってきました。行動療法のいろいろな方法は臨床を通すことではじめて行動療法という精神療法になっていって、そこにはじめて臨床の価値が生じる。それまでは、行動療法は、単なる方法のシステムにすぎない。それが、人の営みという価値に沿って、結果として価値を生ずるにすぎないのです。たとえば精神分析のような大きな精神療法は、治療前でもそれだけで価値があります。森田療法でもそう。行動療法は、方法があるだけなんです。ですから、治療をしなければ、それだけでは価値はない。実践をして、治療をして、結果として臨床の価値を生み出して治療法になっていくものなのです。

Q&A 質疑応答——診断体系や理論体系をどのように使うのか

受講生　たとえば、クライエントの話を聞いていて、「これは、うつ病の症状だ」とか考えることがあります。そのような考えは、〝具体的にとる〟ことにつながるんでしょうか。それと関連して行動療法では、診断をどのようにとらえるのですか。

山上　具体的にとって、それに〝うつ病の症状〟とラベルしているのでしょう。いろんな診断体系や理論体系がありますね。それを無視することではありません。たとえば、親子関係とか、小さい頃の体験とかに関連したいろいろな理論がある。それは、刺激-反応をとるときの参考意見として考えればよい。現象をとりやすくするでしょう。参考意見は、あればあるほどいい。テレビのドラマでも参考意見になる。刺激-反応で見るとき、まったく無で平坦では何も見えません。物事を見ることができないです。いろんな意見や知識は参考にする。知識も理論も意見です。そんなことをあれこれ頼りにしながら、どうなっているのだろうと、その人の刺激-反応を拾いあげていくのです。だから、何もかも参考意見になりうるのです。そして、刺激-反応の枠組みで構成することなのです。

刺激-反応の枠で構成し直せばすむというわけではありません。行動療法は、治療してなんぼという治療法なんです。行動療法を用いて臨床の目的に向けて変化させて、はじめて、その構成をしたことが意味をもつわけですね。構成することだけでは臨床の意味をなさないですね。「これがこう刺激‐反応の系列をなしている」と言っても、それだけのこと。「こういうようになっているので、こうすると、このようになる」と言えてはじめて刺激‐反応の構成に臨床の価値が出てくるのです。

病気は、病気としてあるわけです。うつ病も病的な状態としてあるわけです。刺激‐反応分析で記述できるところも多いでしょう。しかし、それだけで治療的にきわだって役に立つというわけではありません。うつ病は薬が効くし休養が必要です。自分の病気を理解し服薬し休養をとる、という患者行動がとれるようにするところに行動療法の技術が役に立つのです。

下山　これまでのお話を聞いてみて、行動には、いろんな次元があると思いました。それで、行動療法では、他の心理療法と違って、どの行動の、どの次元をターゲットにするかによって、治療の方向が随分と違ってくるんですね。ですから、どの行動を、どのように使って治療を組み立てていくかがとても重要となるわけですね。また、組み立て方によって、いろんなバラエティが出てくるということにもなるんですね。

山上　具体的に直接的に何を対象として治療するのかというところで、実際の方法は違ってきます。治療ではたとえば、イメージを対象にしている場合も、振る舞いを対象にしている場合も、認知活動を対象にしている場合も、さらにはそれらをすべて対象にしている場合もあります。行動って、多層、多元なんですね。しかもそのなかにも、互いに刺激-反応連鎖があります。「こう考えている」と考えたら、またそれが刺激になって、他の行為を生むことだってよくあることです。だから、非常に柔らかくとらえないと、とらえ損ねます。〝行動〟という、どちらかというと硬い言葉は、かえってこの柔らかいイメージを損うことになりやすいので、ちょっと邪魔かなと思うの。

4　行動療法の技術はどこにでも使える

「臨床心理士の仕事は何々である」といいますね。でも職場では、何ができるかっていうことが重要なのです。たとえば、「自分はこの治療ができる」「この見方はできる」、そういう技術をもっているということが必要なのだと思います。その点では「臨床心理士は技術職である」わけです。現場には現場の価値観があります。それは、そのことができるかできないかということなんです。できなかったら仕事にならない。だから臨床心理士として、何ができる、これはうまくできる、というのをもっていることが大切です。私は行動療法ができます。行動療法は、あちこちで使えて便利です。この考え方や方法を知っておくと、役に立ちます。ただ、あなた方が自分の指向として、たとえば「精神分析のほうがいい」と考えれば、それをあなた方の技術とすればよい。ともかくしっかりと技術をもつことが大切だと思いますよ。

行動療法は、日常的に、どこででも使えます。いろいろな臨床場面で使える。たとえばわかりやすいところでは不安障害の治療法がありますし、これには各々の不安障害ごとに設定されたプログラムがあります。統合失調症の治療ではＳＳＴがあります。このような特化された治療でなくても、行動療法は臨床の随所で役に立ちますね。それに、他の精神療法をしていても行動療法は使えます。行動療法は方法だから対立しようがないの。行動療法は広く使えるんです。行動療法の理論とか方法は、臨床をする場合もっていたほうがお得だと思いますよ。

ただ、いろんなことを学ぶときに、その人の相性っていうものがやはりあります。私が精神分析はどうしても難しかったのと同じように。自分の相性に合った治療法を選べばいいし、一つを選んでそれをよく理解できてくると、他の治療法のこともわかりやすくなってくる。そういうことはありますが、行動療法の考え方と方法を知っていると、日常的に使えるのでいいんじゃないかと思いますよ。お勧めです。

Q&A 質疑応答——行動療法を通して何を学ぶのか

受講生 お話のなかにあった「臨床心理士は技術職」という言葉をお聞きして、「そうか、臨床心理士として大切なのは、人格じゃないんだ」と思ってほっとしました。クライエントを前にすると、やはりまだ自分の戸惑いのようなもののほうが大きくなってしまいます。まだ、技術を身体で覚えきれてないのかなと思いました。

山上 それは、ちょっとずつ身につければいい。その努力を忘れないようにすること。それが大切。最初は何にもわからないんだから覚えていくしかない。

受講生 「臨床心理士は技術職」とお話しされることを通して、若い人たちにとてもサポーティブに、「あなたたちを信じているから、ちゃんと技術を身につけるのよ」って言ってくださっている感じがしました。先生のお話を聞いていて、自分はそういう姿勢で日頃学生たちに向き合えているのかなと思いました。学生たちがはっきりとわからないことを「わからない」と言えないのは、彼らの問題もあるけど、教える側の問題もあるかなと、今反省しました。先生のお話を聞いていると、「なんか楽しそうだな」と思える感じがします。すごくエンパワーされるんですよね。大変なんだけど、希望をもってやっていけそうだなという感じにしてもらえます。臨床の仕事もそうですが、学生の教育の話にも受けとれて、そうありたいと思いました。

山上　私の技術も訓練のおかげです（笑）。

受講生　カンファレンスのときなど、学生は皆すごく萎縮しています。シーンとなっているので、「意見を言いなさい」と言っても、なかなか出てこない。その理由を聞いてみると、学生は「自分が言ったことに対して自分の人格が問われる」と思い込んでところがあるんですね。それで、先生が言われたように「大切なのは技術だ」としっかり伝えることが大切だと思いました。

下山　先生のお話を伺っていて、人間は状況のなかで刺激を受けて動いているということを実感しました。まさに刺激 - 反応系は、世界内存在である人間の具体的あり方を理解する枠組みであると思いました。そのようなあり方の一部分をとって、無意識と言ったり、コミュニティと言ったり、システムと言ったりする。いずれにしろ、それらは、刺激と反応の枠組みのなかで動いている。それが、基本としてあると思いました。行動療法の本質は、その基本をとらえていることでしょう。それは、狭い意味での行動を超えたものですね。その点で、山上先生が「行動という言葉に拘るべきではない」という主旨のことを強調されるのがよくわかりました。それと、人間は自分が刺激 - 反応系のなかで生きていることを自覚するときに、傲慢にならずにすむのかなとも思いました。

山上　技術そのものだからね。人格論では、ついその人のことをわかったつもりになったりするかもしれない。私は、わかっていないのに、わかったという感じになったりするのが、落ち着かないの。わからないものはわからない。わかったつもりが情緒的に嫌ね。

下山　セラピストやカウンセラーは、その〝情緒的にわかったつもり〟になりがちだと思います。それから、クライエントもそうなりがちなところがあると思うんですよね。先生のお話を聞いていて、刺激‐反応系で行動を具体的にとっていくと、人間はそんなに簡単にはわからないことがはっきりしてくる。思いや考えを先行させるのは、やはりおかしいですね。デカルトの「我思う、ゆえに我あり」は、間違いだなと思いましたよ。やはり行動をとることが大切ですね（笑）。

Q&A 質疑応答――改めて〝行動〟とは何か

下山　最初に先生は、〝行動〟という言葉は、誤解を受けやすいというお話をされました。誤解が起きるのは、〝行動〟を「観察できるものである」とか、「科学的対象である」とかいったものとして定義することがあるからではないでしょうか。そのように行動が定義された場合、「行動は客観である」ということになる。そうなると、先生が定義する行動に比較して、すごく狭い感じがします。

山上　客観のとらえ方が狭いんでしょうね。
下山　むしろ、先生の話を伺っていると、行動のなかに認知も入ってくる。さらに、その人間の主観も入ってくる。主体も、主体性も入ってくることになりますね。
山上　主観も入れる。主観も行動としてとりだすのです。とられないと役に立たないわけだから。
下山　そうですよね。そういう行動のとらえ方っていうのは、ある意味で主観 - 客観図式を超えている。主観 - 客観を超えたものとして、まず人間の行動がある。そして、その一部をとってきたときに、それが主観といわれるものであったりする。
山上　とりだすというだけの話のような気がするんですよね。
下山　そこは、別に主観と客観を分けるんじゃない。考えてみると、日常の活動では、主観と客観を別に分けて生きているんじゃないですからね。行動そのものが生活ですね。
山上　はい。何でもとりだすセットと考えればいい。とりだすセット、とりだす枠組みが対象としての行動である。そのようにとらえていくということでしょう。
下山　先生の言われる〝行動のとり方〟というのは、非常に魅力的ですね。ところで、それは、いわゆる行動療法の学派の皆さんで共有されていることでしょうか。
山上　うーん、わからないですね。だけど、ずっと長くやっていると、いろんな治療法というのは、結局は入り口なんだと思いますね。そこから結局は、自分の治療法に熟成していく。

自分のマトリクスができてくるじゃないですか。そして、自分もわかってくる。そこで、限りなく私は〝行動療法〟なんです。人から違うとか言われるかもしれないけれど、限りなく〝行動〟なんですよ。

行動療法を始めて最初の十年間くらいは、窮屈でも自分の理論枠は出ないと頑張っていました。絶対に行動としてとろうと思っていました。だから、人との関係で、ここで私がニッコリ笑うのは、これは行動なのかと考えたこともありました。それで、クライエントのインテークをするときに、とても不自由になった時期もありました。たとえばここで私が「そうよねえ」と言うこと、これは何なのかと思って動けなくなっていたこともあります。そういうようにして筋肉一つ、これだけ動かすのも行動かとか思って、不自由に悩んだ時期もあるんですよね。一つ一つこれは何なのか、これは何なのかと。そうして理解できたところが、現在私が言っているような「刺激‐反応で、刺激‐反応の連鎖、しかも多重連鎖でとる」ということなのです。そして、今は自由自在。何であんな悩み方をしたのかと思うけれど、そのおかげで自分の座標がしっかりしたと思います。楽しいですよ。

講義2

行動療法は、ダイナミックな方法である

1　方法としての行動療法の特徴

私にとって行動療法は染みわたった思考法ですし、治療法です。臨床に役に立つと感じているわけだし、自分の生活にも役に立つしで、とてもいいものですよ。

行動療法は多様な領域で用いられています。精神科臨床、心理臨床、リハビリテーションなど、臨床領域のあちこちで用いられています。行動療法は、もちろん精神療法として使う行動療法が基本になっています。けれども、治療法ということを越えて、基本的に臨床の問題を解決するのに役立ち、臨床活動にいろんなアイデアと方法をもたらしてくれるものなのです。その点で行動療法は、援助者でも、セラピストでも、臨床にかかわる人が基礎としてもっていて役に立つ考え方や技術であると思うのです。

ただ、行動療法というのは、外からは総論的にはわかりづらいところがあります。他の精神療法に比べて、本を読んだだけでは、その実際がなかなかわからないのではないかと思います。たとえば、精神分析や森田療法などでは、それらを創設した天才たちが実践した臨床と理論が元にあります。つまり、それぞれの臨床の過程のなかで見出したことから治療理論が出ているわけです。これらの精神療法は天才たちの洞察と臨床エッセンスが抽出され、それが基盤となって作り上げられた治療法なのです。言い換えると、天才的な臨床家が自身の実際の臨床から演繹したものなのです。だから外から見ても筋が追えるし、本当は難しいのですが、総体としては、つかみやすいです。

それに比べて行動療法は、そういう道筋から総体としてはなかなかつかみにくいのです。行動療法は、もともとは臨床の外にあった「学習ということに関する基礎研究や実験研究」から引き出された知見や法則、理論を、「臨床の問題を解決するために援用したことから出発した治療法」なのです。このことは行動療法を理解するための、その基本の性質として忘れないで下さい。この違いこそが、行動療法を他の精神療法と同列の格好で総論的に理解しようとすると、わからなく難しくなる理由にもなっているのです。

同じことなのですが、他の精神療法は、「人はこのようにある」とか「精神療法はこのようにある」というように、〝大きい固まり〟というか病理理論とか人間理論とかが中核にあります。それに比べて行動療法には、そういうものがないのです。そんなしっかりと大理論として構成されているものではありません。

しかし、ここのところが行動療法の臨床利点でもあるのですよ。行動療法が現在見るように展開し発展してきているのは、この性質をもっていたからだと思うのです。一見わかりにくいけれど、行動療法の治療の方法としてのメリットです。その症例の、そのつどに、治療法を作り上げていくようなことができるのです。行動療法は、その臨床要請に応じて、そのつど治療法を仕立てていく。そういうような治療法なのです。前回の講義では、行動療法全般の特徴を解説しました。今回の講義では、行動療法がどのようにして治療法に仕立てられていくのかをお話しすることにします。

2 行動療法は、技術の体系である

講義1でも話したように、最初に行動療法を定義したのはアイゼンクです。彼は一九五九年に行動療法を「実験的に裏づけられた学習の諸原理の行動変容への応用」と定義しています。そして、このような定義をしたために、その後、行動療法は変化し続け、どんどん大きくなってきました。一九七八年には、ウィルソンが、「人の問題を記述したり取り扱ったりするための方法論的な約束ごととしての行動科学から引き出された知識を系統的に利用するもの」という定義をしていることもすでに述べた通りです。このような定義から感じ取ってほしいのは、行動療法は、〝問題を把握し解決するための技術群と知識群の母体〟といったものであるということです。ごく単純に表現すると、行動療法は〝学習を主な手段にした精神療法〟だと言えるでしょう。

また、行動療法はそのような〝方法の体系〟と考えられますから、さまざまな領域で用いることができます。行動療法を構成する技術を精神療法の領域で使うと行動療法という精神療法になっていきます。またリハビリテーション領域でこれを使うと行動療法というリハビリテーション法になっていくし、健康科学の領域で使うと行動療法という健康法になる。

ただ、それぞれの領域では、各々に問題のとり方とか、方向とか、クライエントとの関係のつけ方の濃淡などが当然異なります。領域によって技術の使い方が違ってきます。行動療法は技術の体系ですから、使う前はただの技術の羅列にすぎないんです。そしてそれをどのように使うのかという使い方が実際では重要なことになるのです。

行動療法には、たくさんの技法があって、いくつもの理論があります。しかし、臨床での精神療法の基本的なところに戻ると、技法は結局は〝問題をどのようにとらえるのか〟と〝それをどのように変容するのか〟という、この二つの群にまとめられると思います。臨床での治療や援助では、〝クライエントの訴えている問題をどのように把握し理解するのか〟、そして〝その問題をどのように援助するのか〟、この二つになります。したがって、行動療法も、結局のところ〝対象をどう把握するか（問題の把握認識技術）〟と、〝どう援助するか（問題の変容技術）〟の二つの技術群としてとらえられることになります。

この把握認識技術と変容技術を実際のAさんに応用するなら、Aさんのそのときの臨床にどのように応用するのかがとても大切な技術となります。どの側面に注目し、どの技術をどのように応用するのかは、対象となる人や領域によって各々特徴があります。Aさんへの行動療法とBさんへの行動療法とは、同じ技法を使っても、使われ方によっては別のものになりえます。技法はその臨床に合わせて、治療法になっていくものです。ここのところはとても大切なところですよ。

Q&A 質疑応答——どのように理論の普遍性と実践の具体性を〝つなぐ〟のか

下山　行動療法では、理論として〝学習の原理〟を援用する。学習の原理というのは、科学的研究によって検証されているものです。その点では、原理としての〝普遍性〟をもっていると言えます。ところが、臨床実践では、この学習の原理を応用し、個々の事例に適用する。その場合は〝具体性〟が重要となる。そこで、行動療法を学ぶにあたっては、行動療法のもつある種の〝原理性（普遍性）〟と、この〝具体性〟をどのようにつなぐのかがテーマとなると思います。とくに初学者には、普遍性と具体性をどのように組み合わせていくかは、意外と難しいところであると思いますが、その点はどうでしょうか。

山上　その通りです。原理がその臨床に合って具体になっていく。この部分は、経験して覚えていかなければいけないところでしょうね。訓練がいるところですね。臨床はどれも普遍をその臨床という具体に落としていくのです。具体性と原理性は関係し合っているものです。臨床場面では、先にも述べたように、同じ技法を使っていてもその人ごとにそれぞれに治療法ができあがっていくのです。教科書的な方法をその人のその臨床に合うようにすること、すなわち個別化させていくのです。普遍をただ当てはめるんじゃなくて、クライエントに対して、普遍を基にそのつど個別の行動療法を作り上げていくわけです。

3　仮説を立てながら実践していく

まず、クライエントの何が問題になっているのかを考えます。わからないことがいっぱいあるなかで、何が問題になっているのかを見つけるわけです。そして、どこを、どの部分を、どっちの方向に向けて治療するとよいのかを考えます。誰の何を対象にして、どっちの方向に向けて、どんな方法を用いて治療をすればよいのかというように仮説を立てるのです。そしてこの仮説に従って治療してみて、結果を見て、うまくいったら進みます。うまくいかないときは、もう一度仮説の立て直しですね。そういうように仮説を立て、実践し、を繰り返しながら治療をします。行動療法はそんな治療の進め方をする治療法なのです。

精神分析をはじめ、ほとんどの精神療法は病理理論を基にしています。だから病理を追求して、病理を解消することが治療につながるという筋をもっている。それに対して、行動療法は、そのような大筋をもってないんです。だから外から見るととてもわかりにくいと思うのです。行動療法は、追求すべき大病理論がないんです。そこが行動療法の特徴でもあるし、しかし総論的にはわかりにくい理由にもなっているのです。たしかに行動療法も〝恐怖〟に関しての病理理論などいくつかの病理理論があるにはあります。しかしいずれも部分的な小理論にすぎません。全体理論ではないのです。

行動療法の理論は複数の小理論であり、また、病理を追求することが目標にあるわけではないのです。そこが概念的に行動療法を理解するときに難しいところでもあります。個別の状況に合わせて、個別に具体的な目標を立て、各々に仮説を立てながら学習の方法を各々に援用して実践していくというのが行動療法の特徴なのです。

Q&A　質疑応答——具体的な目標を立てる際の前提とは何か

受講生　行動療法では、個々の臨床場面において具体的な目標は異なるとのことでした。その場合、具体的な目標を立てるための前提となることは、何かあるのでしょうか。

山上　臨床の目的は、まず苦痛を軽くすることでしょう。苦痛を軽くして少しでも生きやすくする、それが臨床。だから、行動療法のいろいろな技法は、クライエントの苦痛を軽くするというその目的に奉仕するという格好で用いられることになります。生活しやすくなるとか、元気になるとか。クライエントが治療者のところに来るのは、苦痛があるから、うまくいかないから、なのです。それを軽くすること、生きやすくすること、これが行動療法の――行動療法に限ったことではないと思うけど――治療の方向です。そして、その方向に沿ったところで、その臨床ごとに具体的な治療目標が立てられるのです。

4　問題を刺激 - 反応の連鎖の結果として見る

行動療法の長所は、とてもダイナミックな考え方をもっている点です。行動療法では、刺激 - 反応とその連鎖を見ることで行動の分析をして問題を理解します。そのことを、クライエントがどのように考え、認識し、どのように振る舞い、身体が感じ取り、そしてどうなっているのかと刺激 - 反応の連鎖としてダイナミックに見ます。ある問題、たとえば、何かが怖いということであったとしても、それはいくつもの刺激 - 反応の連鎖からなっているわけです。そこには、その問題と自分の他の行動との間とも刺激 - 反応の連鎖があるし、自分と家族との間にも、また、家族と社会との間とも刺激 - 反応の連鎖があるわけですね。このようにあるわけだから精神活動をどこからでもとらえることができるのです。この見方は、行動療法の臨床的に使いやすいところだと思うんです。

臨床で気をつけなければいけないことの一つは、私たちは問題の結果を見ているということです。「親がこうだからこの子はこうなった」という言い方をしていることがありますが、そう見えるかもしれないけど、それは結果を見ているにすぎないんですね。結果だけを見て原因に言及するって難しい。私たちは、結果しか見せてもらっていないので、そういう認識をもって臨床の場にいないと、臨床に横柄な態度をとることになります。これはいけませんね。

自分自身のことを考えてみるとわかると思うけれど、私たちは、通常うまくいっているときはとてもいい人になっていると思うのです。そうじゃない？　だけど、ちょっとまずいときは、とんでもないことを言ったり考えたり、人のせいにしたりしていますね。クライエントは、うまくいかない状態になっているのです。たしかにその状態から、たとえば親子関係について推測できるかもしれません。でも、原則として、その状態は結果なのです。その子が元気になると、あまり特別の問題がなさそうな普通の親子の関係に戻ることはいくらでもある。

このことを刺激 - 反応の連鎖で素直に見ると、よく見えます。お互いが関係し合っている。子どもが学校に行かないと親も心配して不安定になる。そうなると子どもはさらに学校に行きにくくなる。子どもが気になって手を洗いすぎていると、親は心配して「洗うな！」とか言ってしまったりする。一つの問題が起こると刺激‐反応の連鎖にも悪循環が起こります。そうすると、そこで家庭の安楽さも、少し不安定になることがある。そうなると、もともとその家族がもっていた些細だったことがらが問題として浮かび上がってきてしまうこともある。

私たちは、ほとんどがいろんな問題というか、特徴というか、そういったものをもちながら生きているんですね。おかしなこともいくつももちながらも、なんとか表面を合わせて生きているところもあるのが、私たちが生きている通常の姿なんですね。だから、問題を見させられたときに、私たちは慎重に考えなきゃいけないんです。問題を見て、それがあたかも原因のように見るのは、援助としての治療的見方ではないですね。行動療法では、問題をダイナミックで円環的にとるような見方をします。刺激‐反応の連鎖を見ていくわけですね。どれが原因で結果かという一方向の垂直的な見方をもっていません。これは行動療法の臨床手段としての非常に優れたところだと思うんです。治療に向けて助けになる見方なのです。

Q&A 質疑応答――行動療法は、以前から循環的円環的だったのか

受講生　先生は「行動療法は循環的円環的見方をもっている」ということを言われました。僕は、全く反対のイメージをもっていました。行動療法は、単純に刺激‐反応の一方向で一

単位の動きだけを見ているのかと思っていました。先生のお話を聞いて、もっと前から行動療法のなかで循環的な考えをしているのを知っていたら、もっと早く行動療法のほうに入っていけたかもしれません。

山上　行動療法の行動というのは、循環的な見方以外には理解のしようがないことですね。しかし、あまりそれをとりだして主張している人はいないということでしょうね。ワクテル（Paul Wachtel）という人の『心理療法の統合をめざして――精神分析・行動療法・家族療法』（ポール・ワクテル（著）杉原保史（訳）金剛出版［二〇〇二］）には、行動療法のこのあたりのことがわかりやすく書いてありますよ。

Q&A　質疑応答――結果を原因と間違えるとどうなるのか

受講生　結果から原因を探るというのは治療ではないというお話でした。それは、結果だけを見て、そこから「こういうことが原因だ」という解釈するのは良くないということですか。

山上　そうすることが正しくない場合があるということです。セラピストとして、結果を見させられている、というスタンスをもつことが大事だと思います。原因ではなくて。その認識をもっていることが必要です。もちろん原因がありありとした格好で見えていることだってあります。だけど、そうでないことのほうが多いんですよ。問題が起きて二年経ってみたなら、その二年間の歴史も含めた原因を見ているという意識をもっている必要があります。

受講生　結果を原因と間違っている例がよく見られるということですか。

山上　何が原因で何が結果かわからないことが少なくないのです。ただ、結果を原因と間違えると、わからなくなって、治療が妙になってくる。だから、いつも「今見ているのは結果なんだ」と思っていると良いですよ。何にしても時間の経過で複雑になったところを見ているわけだから。混乱が少ないところをどこでもよいからとりだして、そこを治療の入り口にしたらいいですよ。「原因はこれだ」と言ったところで、治療にとってあまり役には立たない。

下山　難しいケースになるほど、混乱した結果を見させられて、そこに巻き込まれそうになる。専門家であっても、その混乱に入っていくと平気ではいられなくなる。すごく不安になる。そういうときに、自分が習ってきた理論を当てはめて安心しようとする。そこに、理論に基づく原因‐結果のストーリーを作ってしまう。現実と違うものを入れ込んでしまうことがあるのではないでしょうか。

山上　そうですね。混乱した結果を見て原因を論じて当てはめると、こんがらがってくることが多い。たとえば、親は「育て方が悪かったのではないか」と思っている面が必ずあるので、単純に親子関係を治療の対象にしなければならないと言ったりして、混乱を招いてしまう。そういうときに治療者が言えることは「大丈夫ですよ、落ち着きますからね」ということかもしれないですね。それで落ち着いて、力がもどって、それからだんだんそこに上がってくる問題をいっしょに明らかにしていく。この問題の原因はこうなのだということなど、最初からわからないです。推測するだけ。そして、クライエントが安心すると、混乱の状態は少しは良くなります。そして少し見えやすくなる。そこで、「そこのところを少し考えていきましょうか」と言ったりできる。急いで結論は出さないことが大切。わからないんです。わからないことに正直になっていることですね。

急いで原因探しをしない

〝わからない〟というのは専門家として不安かもしれませんね。しかも、わからないことはいっぱいある。それに、わかるということは自分が納得できるかどうかということだけですからね。できないことはいっぱいある。

しかし、できるところも少しはある。どんなに混乱している状況でも、そのなかにできるところは少しは必ずある。それを明りにするんです。そうだから、セラピストとしてその人や家族に対応するときに、自分がわずかでも何かできそう、少しはわかりそう、というところにまず立つのです。そして、そこで話をよく聞くこと。若い今のあなたたちでもできることがあるのです。話を聞くこともそうです。

不安になったとき、ゼロ百思考になっていることが多いんですよ。「治さなくてはいけない。でも治せない」と考えるでしょう。そうではなくて、「自分が手伝えるところは少しはある。どこかに少しはあるはず」と思うこと。若いうちは、「絶対に、全部、何もかも、完全に」と思ってしまう。理論についてもそう。そんなになりがちです。けれども、わからないことはいっぱいあるし、そんなにきれいには見えませんね。そんなときには、ゆっくりと深呼吸でもして、クライエントの顔をゆっくりと見たらよい。混乱しているときに、わからないままに、理論的に正しく答えなければいけないと考えてそうしようとすると、ますます状況を混乱させることがあります。重箱の隅を突っつくような状況になって、ますます訳がわからなくなってくる。そんなときはまず呼吸を整えて落ち着きましょう。そして、ゆっくりと穏やかにクライエントのほうを向きましょう。少しは落ち着くでしょう。

若いセラピストの面接の仕方を見ると、息せき切って面接しているように見えることがあります。沈黙は絶対にいけないのだという感じで、焦って何か聞かなきゃというように、質問を矢継ぎ早にしているようなところがあります。落ち着いていないのね。これもそのうちに慣れることですから大丈夫ですよ。あわてないでいい、どこかにわかるところが少しはあるのですから。こういうことは誰でも通る道ですね。

原因を探すことが無意味だと言っているのではないの。探せたら探したら良い。だけど、急いで原因探しをしても、仮の原因にしか到達しないことが多い。それは、その人がそう考えたいという原因でしかないのです。だからクライエントが「これが原因なのだと思う」と言ったら、そう考えている、と考えてそのように対応すると良いです。人はいろんなことに原因が必要だから、必要だと思う原因は見つけていればいい。ただ、「これが原因だ」、「親が悪い」などと決めつけるのは、治療にとってあまり役に立ちません。そこで行き詰まってしまうだけ。発展がありません。

クライエントが、原因を探したいと言ったら、そのときはそのことを治療の目標にしたら良い。クライエントにはずっと添っていくしかないの。そのときのクライエントの言葉に素直に添っていく。

Q&A 質疑応答――クライエントの話をどのように聞いていくか

下山　クライエントに添っていくといっても、クライエントと同じ視点ではなくて、セラピストの視点で原因を見ていくということとして理解してよいでしょうか。

山上　う〜ん。クライエントが言ったことは、「そうか」とまず思うことです。こちらの視点ではなくて。私たちはやっぱりクライエントに連れられていく。「ああ、そうかな」と思う。そう思いながらこっちでもいろいろ理屈を作っていく。こっちの理屈でクライエントを見るのではなくて、「ああ、そうかな」と思いながら、その分だけ考えていくという格好だと思います。だから、こっちの理屈を当てはめることはまずしないな。

問題理解は、クライエントの問題理解とセラピストの問題理解とが二等辺三角形みたいなところで進んでいく。クライエントがこれだけわかったら私もこれだけわかる、私がこれだけわかったらクライエントもこれだけわかる、というようにして進んでいくように思います。絶対にこちらが先というわけではないね。このように進んでいくと「問題は何々のせいだ」というような見方は、出なくなりますね。そして、クライエントも、そして治療者も元気になっていく。

受講生　「そう思いながら理屈を作っていく」というのは、どのようなことですか。

山上　普通のことと考えたらいいです。「こういうところがあって、こういうようにして、こうなったのか」、「この人は、こういうようなことを考えている」、「家族の関係はこうなのか」、「ここのところを問題だと考えているようだ」、「この人はこういうようにして生きてきたんだな」というような、ごく普通の刺激 - 反応の連鎖のとり方ですね。介入の段階では、それらの問題をどう治療するのかということになるので、後の症例でわかると思いますけれども、その一つ一つがミクロの分析になりますけどね。

受講生　クライエントの話を聞いて理屈を作っていくときにも、刺激‐反応の枠組みが大切になるのですね。

山上　刺激‐反応という枠組みは、とり方の基本ですからね。具体的にとるということです。「どうある」ということは〝具体的にとる〟ということです。それが、基本です。そしてね、具体的にとるというのは、行動療法の基本のようなものだし、誇れる技術だと思いますよ。

でも、具体的にとるというのは、前の講義でも言いましたが、体力がいるんです。抽象語でその場を切り抜けられない。たとえばね、「あの人は物わかりが悪い」とか言うでしょう。これなんて、まあ誰でも半分眠っていても言える言葉ですね。だけど、「あの親は、この子の、このことに関して、こう考えて、こうしている」というようにとるということは具体的なわけで、これは、よく見ないと見えませんね。

体力がいるのが行動療法のとらえ方だと、私はいつも言っています。くたびれているときなんかは、つい総論で理解しようとしがちです。具体的にとるというのは、体力を使って、逐一見て、考えて、とるということですね。具体で見る習慣をつけると、臨床はとても面白くなりますよ。

「そのときどう思っているんだろうか」、「そしてどうしているのだろうか」、「周りの人はどう考えて、どのようにするのだろう」というように、具体的な行動の連鎖をずっと追っていく。考えながら、観察して、何が行われているのか、そのときどんなことを考えているのかと推測し、確かめていくのです。これは、まあ重労働です。重労働だけど臨床の実になる。治療の方向や方法が見えてくる。さっきも言ったように、体力がいるものです。

講義3 ――――

治療の実際1

引きこもり男性Aさん

今回は、事例を述べることで行動療法の実際を説明しましょう。

1　事例を聴く際の留意点

これから行動療法の治療例を紹介します。その前にあなた方にこの症例を聴くとき注意をしてほしいところを述べます。一つは、〝問題〟をどのように問題としてとらえているかというところですね。二つめは、どこに治療の対象を見つけているのかというところです。三つめには、治療の方法をどのようにして考えついているのか、そして四つめには、いろいろな技法をどのようにして適用しているのか、さらに五つめには〝治療の進め方〟です。どのようにしてクライエントをその人らしく元気にさせていっているのか、というところですね。そんなところに気をつけながら症例を聴いて下さいね。

それからもう一つ大切なことがありました。それは、症例を聴く際には、理屈ではなくて、そこにいるクライエントが実際に生きているそのままをわかるようにして話を聴いて下さい。皆さんは治療経験がまだ少ない。ですから、症例を何々病というように特例と考えて、理づめで外側から枠をはめて考えようとするかもしれません。しかし、臨床は、人が生きているそのことを診るわけですから、そういうこととして事例を聴いて下さいね。

なお、事例は、この事例に限らず他の事例も守秘義務を守るために限りなく架空で、また限りなく真実に近くデフォルメしています。

2 事例の概要

主訴

事例は三〇歳代の、両親と同居している大学卒で独身の無職の男性です。この人の主な訴えは、「自分はだめな人間である。死んだほうがましだ」ということと、「人が恐ろしい」というものでした。よくある訴えですね。

受診までの経過

高校時代——彼が述べたところでは、彼は小さいときからずっと自尊心が強くて、非常に傷つきやすかったそうです。高校二年のときに学校に行けなくなり、一年間学校を休んだそうです。それは、友達との付き合いがあまりスムーズにいかないのを、受け持ちの先生から「そんなだったら大きくなっても、会社と家を行き来するだけのような人間になる」といって諭されたのがきっかけだったそうです。その頃は彼は、しきりと、「高校生になったのだから何か立派なことをしなければいけない」と気ばかり焦っていたそうです。けれども、実際には同級生についていけないような気持ちが強くて、いつもビクビクしていたそうです。このとき、親から精神科に連れていかれたのですが、「のんびりさせたらいい」と言われたようです。学校を一年休んだあと、彼は、なんとなく学校に行けるようになったそうです。

大学時代——その後は、休むことはあっても高校は卒業でき、一年浪人したあとに、自宅から離れた大学に進学しています。大学時代も友達は少なく、図書館で過ごすことが多かったし、友達との話も政治とか世界経済といった議論が多かったといいます。その頃彼は自分自身について、「実際の自分と、議論している自分とは大きいギャップがある」と感じていたそうです。

大学卒業後——大学は四年で卒業できました。就職も大きな会社に合格できたそうです。しかし、彼は、その会社は将来性がないという理由で、就職を断ったようです。そして、故郷に戻ってきて、知り合いの紹介で会社に就職しました。しかし一カ月足らずで辞めました。その頃彼が親に説明した、会社を辞めた理由は、社長の資格のない人が社長をしている、というようなものだったそうです。これは治療が少し進んだところで彼が述べたことなのですが、本当のところは緊張が強くて、電話が鳴ったらどうしよう、人が来たらどうしよう、などといつもビクビクして会社に行けなくなったようです。

彼は、その後、私のところに来るまでの一〇年間、ほとんど外に出ずに、家にいたそうです。そして、彼によると、人の批判ばかりして暮らしていたそうです。そして、「自分がこれだけ人の批判をしているから、人も当然自分のことをとやかく言っているだろう」と思うようになり、人と会うのがとても怖くなったそうです。

家に近所の人や親戚の人が来ることも怖くて、隠れるようにして、ほとんど人と顔を合わせないようにしていたそうです。しかし、知った人のいない遠方の町には、時には行くことができていて、そこではパチンコをしたり本屋に寄ったり図書館に入ったりすることはあったそうです。

「そんなとき人と会ったらどうしていたの」という私の質問に、彼は次のように答えてくれました。彼と同じようにブラブラしている人が町のなかにいるそうです。そういう人たちとは話すことはあったそうです。知らない人とは話せるわけですね。「どんなことを話していたの」と聞くと、やはり世界、政治、経済、そういう大きな話だったそうです。「そんな自分をどう思っていたの」と聞くと、「こんなことはおかしい。生きていても仕方がない。生きている価値もないので死んでしまいたい」と、そんなふうに思っていたそうです。来院前の三、四年間は、「死にたい。生きる価値がない」と考えて、しきりにそういうことを母親に漏らすようになっていました。

心配した両親が、一年ほど前から精神科を受診するように彼に勧めていました。父親の知り合いに私のクライエントがいたらしいのです。けれども彼は、「自分の問題は生き方の問題だから精神科に行くことではない」と、受診を勧められたことに腹を立てていたようです。それでまず、両親だけが相談に来院しました。両親の話から、彼は身だしなみはよくて、洗顔のあとはお母さんの化粧水をつけているということでした。私はそれを聞いて、自分の面倒はみられているので混乱した精神病状態ではなさそうだと思いました。それだったら少し待てると思ったので、「ここは生き方の問題であっても話を聞くので、気が向いたらいらっしゃいと彼に伝えて下さい」と両親に頼みました。それから数カ月たって、本人が私のところを受診しました。

いっしょに住んでいる家族は、会社を定年退職して、すでに七〇歳を超えて家にいる父親と、六〇歳代前半でアルバイトに出ている母親との三人です。父親は、見るからに几帳面で真面目そうな人でした。診察室のなかではずっと笑顔で「頑張れ、頑張れ」と、うなだれている本人の後ろから声をかけていました。家でも息子には「立派な人間になれ」と、声をかけているようでした。母親は「死にたい、生きていてもしょうがないし、その価値がない」という息子に、「仕事はしないでいいから死なないで」と慰めていたようです。診察のときもうなだれている本人の後ろで、母親は泣き、父親はときどき「頑張れ、立派な人間になれ」と言っておられました。そんな初診時の受診風景でしたね。

3　治療経過

大まかな治療方針

問題のとらえ方

さて、これをどういうように治療していったら良いのか。彼の悩み、つまり主訴は、二つありましたね。一つは、「自分は嫌なだめな人間である、死んだほうがマシ」という自分に対する否定的な考え。二つには、「人中に出るのが恐ろしい」という対人恐怖ですね。彼の「自分は嫌なだめな人間であり、死んだほうがマシだ」という自分への評価は、彼によると、自分は何もしないのに、人に怯えて人の非難ばかりしている、そんな自分に対する自己評価なのですね。

介入に向けての着眼点

問題となっている彼のペシミスティックな自己評価は、そういう生活をしていたら、そうなるのも当然だろうと思えますね。そうすると、彼の生活の仕方が少し変われば、自分に対するペシミスティックな評価も変わるのではないか、そのように考えました。彼は、人のなかに出るのも恐ろしがって、人中に出るのを少し避けている。けれども、自分が知らない人のなかには入ることはできるし話もできているんですね。身近にいて自分を悪く評価しそうな人でなければ、何とか大丈夫そう。そこを糸口にして、ちょっと変えられないだろうか、と私は考えてみました。人が怖いというのも、生活が少しできるようになって自分の見方が少し変われば少しは変化するのではないかと思いました。

治療の対象と目標行動を探る——抽象から具象への絞り込み

そうであれば、差し当たり、今の生活の仕方をちょっと変えてみることを、治療の目標にすると良いのではないかと考えました。そのような治療の方向もあると思いつきました。そこで、「どんなことができるようになれば、あるいはどんな生活ができるのであれば、少しは自分を嫌いに思わないですむのか」という方向で質問してみました。けれどもこれはだめでした。なぜだめだったのかはわかりますね。彼にとって自分は今何もできていないのだから、「どんなことができるようになれば良いのか」と聞かれても、それに答えるのは無理ですよね。彼は、当然のこととしてほとんどアイデアをもっていませんでした。どんなことができるようになれば良いとか、どんな生活がしたいというのは、この人にとっては漠然として大きすぎて、少し難しすぎたのですね。抽象的にしか考えられていない人に抽象的に対応すると、会話はますますわからなくなってしまうのですよ。

しかし、「あなたは、今どんなことをしたいの」という質問に対しては、彼は自分の気持ちを少しはつかんでいました。どんな生活をしたいかというのは、彼にとって非常に漠然として複雑でこんがらがっていて、答えるのは無理のようでした。しかし、「今何をしたいか」という質問については、この人は自分の考えをつかんでいたのです。

さて、彼の今したいことはどんなことだったかというと、一つは「自分と同年の人たちはあちこち旅行をしている。自分も他の人たちのように旅行をしたい」というものでした。びっくりしました。とっても悩んでいるのだけれど、そんなことも考えているのかと思いました。聞かなければわかりませんね。そして、彼がしたいと考えていたもう一つは、「ショーウィンドウに陳列してあるような流行のシャツを着たい」ということでした。彼はオシャレな人だというのは、治療を進めていて、だんだんわかってきましたが、そのときはこれもあんまり軽やかな希望だったので少し驚きました。私は彼に「お母さんは、あなたにお金をあげるとおっしゃっている。そのお金で、好きなシャツを買ったり、好きなところに旅行をしたらいけないの」と、彼に尋ねました。すると彼は、「それは嫌だ」と答えました。「自分で稼いだお金で旅行をし、シャツを買いたい」と答えたのでした。

自分はだめな人間で生きる価値がないと嘆いている彼でしたが、こんなに現実的な、まっとうな希望をもっている。私はそこに治療の入り口を見つけました。彼は、見たところ身体も丈夫そうだし、対人恐怖などいくつか問題をもってはいるけれど、「自分で稼いだお金で旅行に行き、シャツを買いたい」と言っている。ひとまず彼のその望みを叶えることを治療の目標にできるのではないか。そして、それによって少し生活が変わると、「自分はだめだ」、「生きている価値がない」という悲観的な自分への評価も、少しは変化するかもしれない、と考えました。

治療の具体的な入り口

私は彼にこう尋ねました。「じゃ、『旅行し、好きなシャツを買うお金を自分で稼ぐ』ことを治療の目標にしてみようか」と。抽象的で、ほとんど具体的な考えができない彼が、かろうじてもっていた「シャツを買う」、「旅行をする」という具体的な望みをとらえ、それを叶えることを治療の入り口にしたわけです。そして「シャツを買い、旅行をすることができるには、お金はいくらあったらいいの」と尋ねました。彼は「一〇万円くらい」と言いました。当時は、今もそうだけれど、働いたことがない人が稼ぐには一〇万円は高すぎました。そこで彼と話し、その片方だけ、ひとまずシャツを買うことだけを目標にして、「五万円を稼ぐ」ということを治療の入り口の具体的な目標にしました。

目標の具体化と実行

ここまでが初診時の診察ですが、クライエントの、「自分はだめな人間である、死んだほうがまし」という主訴から、「五万円を稼ぐ」という具体的な治療目標を作ったわけですね。ところで、五万円を稼ぐためには、そのための職場が必要です。そこで次は、職場はどのようにして探したらいいのだろうかと考えることになりました。彼が出したアイデアのなかに、「アルバイトニュースから探す」というものがありました。彼は、遠方の町の図書館や本屋に行ったりしていたわけで、そこでアルバイトニュースを読んでいたのですね。それがこのことを思いつかせるのに役に立ったのでしょう。そこで、「アルバイトニュースから仕事を探す」ことがつぎの治療の目標になりました。

そのためには、アルバイトニュースを買ってくる必要があります。そこで「つぎの受診日までにアルバイトニュースを買ってもってくる」という宿題を出しました。

この宿題のような、目標の行動を行いやすくさせることを〝プロンプト〟といいます。クライエントが目標行動をとりやすくするために出す手助けのようなものです。そして、「つぎの診察日までにアルバイトニュースを買う」という処方、**行動処方**ですが、を出しました。

行動処方をするときに気をつけなければいけないことは、クライエントが必ずそうできるようにすること。これが必要です。この人の場合は、遠くの町には出かけることはできるし、本屋さんには入れるし、知らない人とは話ができます。それにアルバイトニュースも知っている。この人は、アルバイトニュースを買うということは、できることなのですね。〝アルバイトニュースを買ってきましょう〟という具体的な行動処方の達成される可能性は高いわけですね。

ここで注意してほしいところは、この人の目標を、働くことではなくて、五万円を稼ぐということにしたことです。働くということは彼にとっては抽象です。五万円という金額も抽象です。しかし彼の場合は五万円を稼ぐのは、好きなシャツを買うという具体的目標のためです。そこのところを、具体的目標として保ったために、彼はともかく具体的見方ができない人でしたから、私は、「つぎに来るまでに、好きなシャツを見ていらっしゃい」と指示しました。五万円稼ぐことの具体的目標を失わないために課題を出したわけです。

第二回セッション

クライエントの変化したところに注目して変化を強化する

二週間後の二回目の診察日に、彼はアルバイトニュースを買ってきました。これは治療にとってとても大きな出来事なのですよ。彼が勇気を出して、変化に向かって一歩踏み出したのです。この人は「自分はだめだ」と思っているわけです。その彼が勇気を出したわけです。そこを彼が自覚できて、その行為をおろそかには考えないで評価できるために、私は彼に「買ってきたのね」とそのことを強調しました。彼に、自分が行ったことをしっかりと自覚できるようにしました。変化を確実にしていくのです。これも学習治療である行動療法の治療の進め方の特徴なのです。

つぎの目標行動とホームワークの設定——一歩ずつのステップアップ

この二回目の診察では、アルバイトニュースのなかから職場を探すことをしました。彼は、人の思惑や人からの働きかけにビクビクしているのですから、「なるべく人と話さないですむような、身体を動かす仕事がいいだろう」と、彼と私の二人で考えました。このように、こまめに現実に添って話を進めていくのですよ。クライエントは、表現は難しかったり混乱しているところはあるにしても、自分のことをよく知っていますね。私は、適当な仕事を思いつかなかったのですが、「皿洗いとかがあるの？」と彼に聞いたら、彼は「皿洗いはだめ。隣に人がいる」と答えました。その通りですね。彼は、「隣に人がいると、その人と話さなければいけないと思い、話をしようとする。それは難しい」と言いました。その通りですね。そんなことを話しながら選んだ仕事は、遠くの町の道路工事の仕事でした。日給六千円でした。当時はバブルで仕事の条件は良かったのです。

しかし、目標の五万円を稼ぐには十日は働かなければいけないということになります。今まで働いたことのない人が、十日も続けて働くということは、とても難しいこと。とても現実的でないことだろうと私は思いました。そこで私は、「目標の五万円を三万円ぐらいに下げてみたら？」と提案しました。彼も納得して目標を、三万円稼ぐ、と少しデフレをしました。彼は機嫌よさそうで乗り気なところを見せていました。

さて、働く場所を探したら、つぎはそこで働かせてもらえるようにしないといけませんね。そこで、つぎの面接までの宿題を出しました。行動処方は、「道路工事の面接を受ける」ことにしました。

第三回セッション

クライエントができていることを強化する

さらにまた二週間後の三回目、初診から一カ月半後の診察です。彼は面接を受けてきていました。このときは両親の付き添いはなく、彼は一人で来院しました。私のひいき目もあると思うのだけれども、彼は、ひきしまって元気そうに見えました。私は彼に、「一カ月少しのあいだに、あなたは働こうと思い、アルバイトニュースを買い、そして就職面接を受けたのですね」と言いました。ここではじめて私は、「自分はだめである」という彼の自己認識を話題にして、「あなたは自分で思っているほどだめ人間じゃないのかもしれない」と告げてみました。彼は照れたように笑いました。そして、つぎの四回目の来院日までに、「一日だけは仕事に行く」という宿題、すなわち行動処方を出しました。この行動処方は「働く」という目標行動をとりやすいようにプロンプトを行った、ということになります。

生活感覚に根ざしたプロンプト

彼は、随分乗り気になったわけですが、他にも彼が目標行動を生じさせやすいような、すなわち働きやすいような、追加の行動処方を出しています。治療はみんなそうだと思うけれども、とくに行動療法は、セラピストに生活感覚がいりますね。治療者が生活に関心をもっていれば、「働いたことがない人が働いたら、それはしんどいだろう」というように自然に思うことができる。それがないと、クライエントと離れていきます。だから、セラピストは、自分の生活を大切に行っていることが必要だと思う。生活はどんな生活だっていいと思うのですが、生活しているというそのことを大事にしていることが大切だと思いますよ。

さて、彼に出した追加のプロンプトの一つは、〝食事と入浴がすんだらすぐに寝る〟ということでした。これまで仕事をしてない人が、人のなかに入って仕事をしてくるのだから、とても疲れるだろうというのは、ちょっと考えると想像できることですね。そこで私は、「食事と入浴がすんだらすぐに寝る」という行動処方を出しました。この処方は彼にとって非常に助けになったそうです。彼は、家に帰っても、他の人のお行儀の悪さや、道理に合わない行為に気持ちが引っかかって、とても気になるのだそうです。他の人のあいさつの仕方とか、ばかばかしいような会話とか、そういうところまで気になるのですね。自分に向かった言葉ではないのに、他人同士が話している言葉や言葉尻なのに、それが気になって許せないような気持ちになる。ところが、食事と入浴がすんだらすぐに寝る、という行動処方を出されているので、気になっても寝るようにした。彼は、行動処方があったおかげでいろいろと考えないですんだ、と言っていました。

この他にも私は、〝その日までに稼いだお金の累計を手帳に記録する〟という行動処方も出しています。これは、彼が「働けた」とわかることが、彼にとって働くことの励みになると考えたからです。すなわち強化子になるということですね。その日に六千円稼ぐ、二日働いたら一万二千円になります。累計額を書いてみると、自分が働いたということが一目で見てわかります。これは、**〝セルフモニタリング〟**ですね。セルフモニタリングは、モニターされる行動の強化子として働く。そこのところを利用しているのですよ。

このように宿題を出していると、彼も行動処方を考えて自分の行動を自分自身でコントロールするようになりました。たとえば、「理づめの話に乗りやすいので、そんな話には答えられないふりをする」とか……ですね。自分のことは、ほんとうに自分自身が一番よく知っているのだと思います。こんな治療のなかで、クライエントは対処の仕方を自分で考えて自分で対処できるようになっていく。学習していくのです。

四回目以降の治療セッション

日常生活のなかからの具体的なテーマ

治療のなかでプロンプトをし行動を形づくっていったのは、三回目の診察までです。そのあと彼は仕事が続くようになりました。四回目以降の診察では、仕事場での出来事が主な話題になってきました。仕事の仕方、あいさつの交わし方、会話の始め方、切り上げ方、混乱しないような、自分でわかっていることを話すような会話の仕方など、そういう実際の体験のなかで具体的にもちあがる問題、実際の日常での出来事がテーマとなってきました。これまで抽象的にしか考えなかった彼が、徐々に、ここのところが困ること、などと、日常から具体的な問題をとりだせるようになってきました。そうしてそのように取り上げられてきたことをテーマにして治療が進められるようになっていきました。

生活を具体的にもてずにいる場合、抽象的な理念的な人は、どう生きなければならないかという話に終始してしまい、考える実際の力がなくなっていくのですね。実際の生活のなかで起こる、そこでの困ったことをとりだして、テーマにして、考え、方法を探すようにしていきました。

鍵となったセッション

ここで七回目の診察でのことを取り上げるのは、この回がちょっと治療がランクアップしたセッションだったからです。七回目の診察で彼は、つぎのようなことを話題にもち出してきました。それは、同じ職場の人に借金を申し込まれ、五万円を貸してしまったということでした。彼は、「悔しい。貸してしまった自分が腹立たしい」と、自分からこのことを話題にしたのです。この頃は、彼は累計で十数万円稼いだときでした。そのうちの五万円です。「一生懸命に働いて稼いだお金の五万円は、貸すお金にしてはあまりにも高すぎる」ということが話題になりました。

その会話のなかで、彼は「人から腹を立てられたり、悪く思われたりすることがたまらなく嫌であり、怖い。人の申し出を断ったり、人に反対したりすることが自分にはできない。それで人と対等に付き合えないのだと思う。そしていつも人が自分のことをどう思うかと考えてビクビクしている」と述べました。やっと、現実感をもって自分の対人関係上の問題をもちだすことができたのですね。

こんなことは、治療者が最初から、対人関係の問題があるとしてもちだしても、治療としてうまく使えないの。抽象へ流れてしまう。人はどう生きるべきかのような話になってしまい、治療はだめになります。そうではなくて、彼は実生活を少ししてみて、自分の人との関係の特徴に気づいたのですね。

この人の訴えの一つは、「人にビクビクしている。人が怖い」ということでしたし、そして自分はだめな人間だと思っていました。彼が、「自分はだめだ」と考えているところを変えるためには、生活の仕方を少し変えればいいのかなと考えて、そのようにしていたのです。そのなかで、この人の問題の根幹である、対人関係のところが当然のことのように治療の場に上がってきたことになりますね。私は、一人のクライエントにあまり診療時間をかけられない状況で診察しています。けれども、この七回目の診察だけは、少し時間を取りました。ここがキーだと思えたからです。

行動分析

彼の対人関係を明らかにするために、彼の対人行動の〝行動分析〟を彼と二人で行いました。どのような場面でどのように考えて、どのように振る舞っているのか、そして、その場はどのように変わるのか……のように。そのようにして、これまでの彼の人との付き合い方の経過を、どう思ったのか、どうしたのか、どうしたら良かったのか……ということが、少し見えてくるように診察を進めました。そして、人に断る必要があるときには断らないといけないだろう。そうすることが、結局人との付き合い方を対等にすることのようだ。人との関係にビクビクしないで良くなるのではないか……というように二人で考えてみたのです。

アサーティブネス・トレーニング

ついで、職場や通勤途中で実際に起こったことをいくつかとりだしていきました。そして、そこでその場面を診察室のなかで再現してみました。どのように対応するとどういう結果が出るのだろうかということを、その具体的な場面のなかで二人で考えたり演じたりしていきました。そこから彼は、「自分には意見がある。その際には、それを言葉に出して、しかし、できるだけ人を傷つけないようにして伝える」という新たな治療目標を立てました。そしてそれを治療の場で表現することにしました。すなわち、ここでアサーティブネス・トレーニングを行ったわけです。この技法は行動療法が最初からもっている技法ですね。私が彼になったり、嫌な相手になったり、また、彼が嫌な相手になったり自分自身になったり、のようにロールを交換してとることで〝ロールプレイ〟をしました。このなかではもちろん、嫌な要求を断る練習、自分の意見や気持ちを言葉で表現する練習などをロールプレイを使いながら行いました。

クライエントのイメージや言葉を現実的な生活行動にするのを援助する

「自立」や「結婚」ということも彼は話題にしています。私はそのつど、たとえば、「自立したい」と彼が言ったら、彼がその言葉に乗せている、自立に対するイメージとか希望を、現実的な行動に移して話題にするようにしています。たとえば、自立をしたいというときに、「自立をしたいということは、具体的にはどのようなことなのか」と聞きました。すると、彼にとっての自立はとても簡単なことでした。それは収入を自分で管理したいということでした。彼は収入はそのまま母親に渡して、母親からお小遣いをもらっているということでした。彼はそれについて「自分で稼いだお金を自分で管理したい」と希望し、それが彼にとっての自立でした。こんなこと聞いてみなければわからないことでしょう？「自立」そのままを、セラピストのもっているイメージと同じように受け取っては、クライエントから離れてしまうの。給料のなかから食費を母親に渡し、自分のお小遣いを取り、残りを彼自身の貯金通帳に入金してもらうように母親に頼むことが彼が実際に望んでいることでした。母親にとってはこれまでと同じ行為ですけれども。彼にとっては自立というところで違うのです。

このようなことを行いながら彼の抽象を、彼の希望とかイメージの具体に戻し、日常生活につないでいきました。このようにして生活ができやすいようにしていきました。

その後の経過

彼は半年程隔週で通院して、その後は定期の通院を止め、来たいときに来るようにしました。その後一年ぐらいは、遊び方々、生活の状況を報告に来ていましたが、現在はもう年賀状だけの関係です。すっかり独立して生活しています。

最初は五万円稼ぐということが治療の目標でした。その後、当然のこととして仕事をするようになり、一年経過して道路工事の仕事を辞めました。そして、彼は収入は少ないけれども休みが取れる常勤の仕事を選びました。「ゆっくり生活したい」と彼は考えたようです。実際に、この人は職場で重用されるようで、最初は工事現場の旗振りだけだったのが、つぎはビル管理の仕事に変わって、そこでは三日ぐらい続けての勤務などもあったようです。しかし彼は「そんな働くだけのような生活はしたくない。ゆっくりした生活をしたい」と考えて、給料は三分の一ぐらいの、しかし週に二日休める常勤の仕事を選び、その仕事に就き、働いているようです。

初診のときの彼の希望は、シャツを買うことと旅行をすることでしたが、彼は常勤の仕事に移るときに、海外旅行に行きました。その希望も果たされたわけですね。

4　クライエントの変容過程

この人の考え方やものの見方、人との関係のもち方も当然のこととして少しずつ変わってきました。診察のときに彼が述べたことをいくつか拾ってみましょう。

四回目の診察のとき、彼は「いろいろな人がいる」と言っています。四回目は、働きだして最初の診察日ですね。ずっと引っ込んで、概念的なところでものを考えていた人が、「いろいろな人がいる……」と思ったのは、何かが変わろうとしているように思えますね。治療が進んできたなと思いました。

五回目には、「真面目にしていると人が認めてくれるようだ。人が自分をどう思っているかは半分ぐらいしか気にかからなくなった」と言っています。この頃、彼は仕事で失敗をして叱られていますが、「失敗しないと仕事はわからないと思う。今までは失敗が恐ろしくて仕方がなかった」と述べていました。

七回目は、お金を騙し取られた後の診察です。彼は「大きいことを言っている人は、すぐに仕事を辞めるようだ。大きいことを考えるだけで、それを実現させる方法を考えないのかもしれない」と述べています。これまでのことを思い、自分とつなげて言っているのだろうと思いました。

それから八回目、「道を歩いていても人を避けないでよくなってきた」と述べています。この人は、はじめの頃は通勤の途中までは背広で行って、途中から作業衣に着替えていたようでした。それが六回目くらいからは家から作業衣で行けるようになっていました。

九回目では、「人は仕事をしたいのだと思う。体が仕事を求めているところがある」と言っています。それから彼からお金を騙し取った人がこの頃職場に戻ってきたようでした。その人は、他の人からもお金を借りていたらしく、職場の集まりでも、皆の席から離れて、皆に背を向けて一人で座っているのだそうです。その彼を見て、「人は誰だっていいところもある。そんなに人を避けないでいいのに」と彼は言うのです。優しいでしょう？　彼にはその人の気持ちがわかるようで、「そんなに気にしないでいいと言ってあげたい」と私に言いました。

治療を始めて一年半後頃には、「自分をわかってもらうには時間が必要。無理をしても長続きしない。長く付き合うと気持ちも変わるし情も移る。これまで印象ばっかりで人を非難してきて恥ずかしい。人はどう思うかわからないけれども、自分では自分に合った生活を今はしていると思う」と述べています。それから、父親に関しても、「自分は父親のように、頑張れ、立派な人間になれ、とばかりは思えない。自分と父親は違う。しかし、父親は父親である」というように述べています。

このような彼の述べた言葉を拾っていくと、彼は人への脅えが少なくなって、自分への評価も変化していることがわかります。それから社会性も少し出てきた。しかし、やはり人に緊張する傾向がある人ではありますね。しかし、何よりもホッとするのは、対人関係への過敏さが、脅えから優しさに変わってきていることです。何というか、そっとしておいてあげたいような優しさ、しみじみと優しい、というところが、とてもいいなと思うのです。

この症例の治療の経過は、行動療法の進め方をわかりやすく示していると思いますよ。質問があったらどうぞ。

Q&A 質疑応答――クライエントの話に具体的なことがらが出てこないときにはどうするのか

受講生　自分が担当しているクライエントに使えるかなと思いながら、先生のお話を聞きました。そのなかで、抽象的な話を、より具体化していくということができにくい場合にどうしたら良いのかと思いました。たとえば、「旅行をしてみたい」とか、「流行の服を着てみたい」とかいうことすらクライエントから出てこなかった場合、どうすればいいのでしょう。クライエントに、「今、してみたいこと」を尋ねても何も出てこないとしたら、どうしたら良いのでしょうか。

山上　質問者のほうが具体的にイメージを動かしながらクライエントの話を聞くことなのですよ。質問の仕方、というか、質問の基にある治療者のイマジネーションが重要なの。面接での質問は質問紙法ではないのです。会話の流れのなかで答えが出るような会話をするの。クライエントが答えてくれるような会話のような質問をする。「今朝起きてすぐ顔を洗ったの」、「うん」という感じ。「気持ち良かったの」と尋ねたら、クライエントが何と応えるだろうかと考えながら、答えられるような質問と質問の仕方をするのです。訓練が必要なことですよ。質問する治療者のほうにイマジネーションが必要ですね。

Q&A 質疑応答――「来てくれて嬉しい」と言うのは良くないのか

受講生　私が関わっている事例で、クライエントは来談などとてもできない状態だと思っていた。ところが、そのような状態で来てくれた。そのことが嬉しいというのがあって、そのことを言ったんです。具体的に治療をどう進めるかという考えはほとんど私のなかにはありませんでした。「来てくれて嬉しい」と言うのは良くないのでしょうか。

山上　その人がここにやっと来てくれたという、そこに目を向けて声かけをしたらどうですかね。嬉しいというのは素直な感情かもしれないけれど、クライエントは治療者が喜ぶために来るわけではないでしょう。そうではなくてクライエントが必死の思いで来た、この治療の過程の一生懸命さに、まず注目してあげたらどうでしょう。「大変でしたか?」とか、「頑張って来られたのですか?」とか。来たことを労うのであればそのことに関係した感情を労わないとね。治療者のために来ているわけではないので、間違えないように。穏やかに対応するの。一生懸命の気持ちで来たと思えば、クライエントのその気持ちを大切に扱うことが必要なのです。こちらの気持ちを直接もちだすとちょっと変よね。

Q&A　質疑応答――褒めても否定的反応が返ってくるときにどう考えたら良いのか

受講生　私が担当しているクライエントができなかったことができるようになって、私としては、すごく嬉しいということがありました。それで私は、素直に「ああ、良かったね。これができるようになったじゃないですか」と返したんです。でも、クライエントは、否定的な認識をして「やっぱりこれしかできないんです」と考えてしまう。たとえば、前にあることを経験されて、それをこちらが肯定したりすると、「でも、あんなものは、誰でもできることだし」と言われてしまう。それをどのように考えたら良いのでしょうか。

山上　それは、治療の目線がクライエントと違うところに向いているのでしょうね。何がどのようになると「できるようになる」とこの人は考えているのでしょうか？　そこを探してみたらいいかもしれませんね。

それからね、治療ではセラピストが進みすぎないことが必要なの。私はいつも、治療では、「這えば立て、立てば歩めの親心」は非治療的だと言っています。這ったら、「ああ這った」と患者が這ったところに止まって考えればよい。あるいは、這わなくても、そこに居るだけで、そこのところで、良かったと思う。そんなところが必要です。「這えば立て」は禁句だと思っていて下さい。

進めないで、決してクライエントを引きずっていかないこと。この逆のこと、クライエントは「まだ」と思い、セラピストは「もうよい」と思うことも、これも同じことです。ときどきこのギャップを「クライエントは否定的認知をする」と、とんでもないとらえ方をしていることがあるでしょう。とんでもないことです。クライエントとセラピストの間にギャップが出てきてしまう。その場合、クライエントがどうなりたいということについての、セラピストの見方が荒いのです。セラピストの見方がすごく大雑把で、これだけよくなっているのにクライエントは十分ではないと言う。そして、「否定的認知をする」と訳がわからないことをセラピストが言ったりする。とんでもないことね。

クライエントが「まだ」と言ったら、まだ、なのです。痛みを考えてごらんなさい。痛みが多少軽くなったとしても、まだ相当の痛みが残っているとき、医師が「良くなったね」と言ったら「とんでもない」と思うでしょう。同じこと。セラピストが、「良くなった」という、自分自身の考え方を、クライエントに強制していることがあるのですね。強制されるとクライエントは、自分が悪いのかしらと思ったりする。とんでもないことですね。そして、さらに悪いことにはセラピストのほうも、「クライエントは完全主義のところがあってね」とか、すぐ否定的に総論的に考える。そのように評価してしまうと、さらにおかしいことになる。治療の失敗になるのです。

治療は、とにかくそれを求めたクライエントの満足が目標であると思っていたらいいです。クライエントが、「まだまだ」と言うときには、まだまだなのですよ。そして、治療を再検討すると良いです。ときどき、実際には治療の失敗なのに、治療に不満足を表現する患者に、「この人は否定的認知がある」とか言っていることがある。そんなのはおかしいし、治療者としての頭が動いていないということだし、非臨床的なことだと思いますよ。

Q&A

質疑応答――行動療法において理論は、どのように必要か

下山 行動療法のテキストでは、「曝露療法」とか「報酬を与える」というように、決まった手続きをもつ技法として解説されています。それで、すでに固まっている技法をどのように適用するかと理解しがちです。しかし、先生の講義や症例を伺っていると、非常に日常的で柔らかい。しかも、それが我々の生活のなかに自然に入ってくる。先生のお話を聞いていて、行動療法は、本当に事例のなかで活かせるものだと感じました。

受講生 ここまで先生のお話をお聞きしてきて、あまり行動療法の話を聞いているという感じがしないんです（笑）。これまで私が受けた行動療法の講義では、最初に「古典的条件付け」と「オペラント条件付け」の話を聞きました。「オペラント条件付け」なんて言われると、「ちょっと自分たちとは学派が違うな」と思ってしまった。でも、先生の事例の見

方は、とても自然に入ってくる感じがしました。

山上　それは良かった。でも、見方は、背景にしっかりとした理論と技法があるのですよ。行動療法は、複数の理論と多数の技法と治療法や治療プログラムをもっています。私は、行動療法は方法のシステムであると主張してきました。たくさんの方法のなかから、その臨床に必要な方法をとりだして、その人の治療法にしていくような治療法です。行動療法は、だから、たとえば精神活動をとらえる基本になる刺激 - 反応分析や、いくつかの基本的な技法は覚えなければいけません。専門技術なのだから、これは当然のことですね。

つぎの講義で話しますが、行動療法には四つの大きな理論系があって、このなかの応用行動分析は、基礎中の基礎のような技術がたくさんありますので、まずこれを覚えること。エクスポージャーは、新行動S - R理論系のなかに入っているんですが、これもとくに神経症を診るときに必要なことが多い技法がこのなかには多いです。応用行動分析から発展してきた、弁証法的行動療法という名前が最近はよく出てきますが、これは広い臨床をカバーしてくれます。その他に社会学習理論、ここまでは学習理論を基礎にした理論です。そのあとに認知療法が行動療法に参加した認知行動療法理論がありますが、認知療法はもともとは学習理論ではなく情報理論が基になっています。時間制限があって一つだけ覚えるときには、ともかくも応用行動分析をしっかりと覚えてください。技法もみんな覚える必要はないです。自分の臨床に必要な技法のいくつかをまず、しっかりと覚えること。これが必要です。

講義4

理論も技法も自在に使う

1　行動療法の基礎的な理論と技法

行動療法は、学習を主な手段にした精神療法です。複数の理論系をもっていて、たくさんの技法があります。このなかに基本技法がありますが、基本技法は覚えておいたほうがいいですよ。基本技法は、日常生活においても普通に使われているものです。したがって、生活するなかで、こういうことかというような覚え方ができるようなものです。また、行動療法には、介入の入り口が多元的であるという特徴があります。介入の経路は、言語からだけではなく、運動も、思考も、感情もあります。それが刺激‐反応の系列を作って、言語に統合されます。入り口のところは、必ずしも言語に限らないのです。

現在、行動療法の理論は大別すると、つぎに示す新行動S‐R理論、応用行動分析理論、社会学習理論、認知行動療法理論の四理論に分類されます。アイゼンクが行動療法を提唱した一九五九年にあった行動療法の理論は新行動S‐R理論と応用行動分析理論の二つでした。

これは、不安障害の治療に必須な理論系と技法系の基になっている理論枠です。中心にあるのは、エクスポージャーの理論と方法です。不安状況から逃げずに、それに直面することで状況に対する不安反応が徐々に軽くなるというのがエクスポージャーの基本の考え方です。現在では、それにいろいろなアクセサリーがついていろいろな治療法ができています。

系統的脱感作法は、行動療法の出発のときからあったプログラム化された治療法です。最初からあったというよりも、行動療法を提唱したアイゼンクが、当時すでにあったこの治療法を行動療法の代表の一つとして名指したのですけれども。この技法は、構造化されてそれだけで独立した治療法です。ただ、良い治療法なのですが用いるのが少し面倒なところがあることや、用いられる対象が制限されるところもあって、現在ではこの方法に代わってプロロングド・エクスポージャーという、もっと使いやすい不安技法が中心になってきています。

応用行動分析理論

行動療法の理論系を何か一つだけ勉強しようと思ったら、これを勉強したらいいと思いますよ。この理論系にある技術は、対象の見方、治療や援助において対象をとらえる技術の基本になっているので、臨床に欠かせませんし適用が広く応用がしやすいです。他の精神療法をしている人たちでも、この理論系の技法を知っておくと非常に役に立つと思いますね。行動療法は、他の精神療法と対立しない治療法なんですよ。行動療法は他の精神療法と総体として対立するような理論構成をもっていないのですから。これが、行動療法の特徴ですね。応用行動分析の技法は、臨床のあちこちで用いられるのですが、そのなかから三つだけ技法をあげて説明しましょう。

課題分析

たとえば慢性疾患があって病院に長期に通院しなければいけないときには、通院しやすくすることも援助の一つの目標になります。通院を続けることはなかなか面倒で、しんどいことですね。そのような場合、通院がなかなかできないとき、「治療意欲がない」などと批判したりすることがときにありますが、それは、治療ではなく、非臨床的な単なる評論です。そんな評論は、臨床では何の役にも立ちません。通院が難しそうなときは、そんな評論ではなくて、「この人が通院するにはどのようにすれば良いのか」という観点と方法が必要です。そして、そのための課題分析をするのです。

考えてごらんなさい。通院するためには、その人が通院しようと思ったり、通院の必要性がわかったり、通院の日時がわかったり、朝起きられたり、乗り物に乗れたり、病院でお金を扱えたり、いろいろなことができてはじめて通院ということができるのです。そのようなたくさんの課題を達成してはじめて通院というまとまった行動ができるのです。ところが、治療する側は、しばしばこのようなことを意にとめずに、クライエントのせいにしてすませてしまっていることがあります。

クライエントが通院するためにはたくさんの課題があることに、まず心を配らなければなりません。そのための課題を明らかにするのが課題分析です。通院できないときには、それらの課題を各々達成するのを各々に援助しなければいけないということを忘れてしまうんですね。クライエントの問題だと非難するときは、ほとんどがセラピストがその問題を分析理解する技術や解決する技術をもっていなくて援助できていないときである、と考えていると良いですよ。

プロンプト

目標とする活動が生じるように環境を準備して待つことです。期待する反応が自発するように手がかり刺激を準備して、環境を整えることを指します。たとえば、会合に出席してもらうとき、出席する気になって、また、出席しやすいようにチラシを作って渡すなど、行動を起こす刺激を準備することをプロンプトといいます。子どもの治療にも療養の援助にも、あちこちでよく用いられていますね。治療は半分は生活環境を整えながらですから、プロンプトはよく使われます。幼稚園の先生や障害児の教育をしている人などは、プロンプトがとても上手ですね。プロンプトという名前を知らなくても、私たちは日常生活でよく用いている方法ですよ。

強化

ときどき「褒めて強化する」と言いますね。だけど、その言い方は間違い。というのは、褒めることが強化子になっているかどうかは、結果を見なければわからないからです。強化というのは、その結果が前の反応をどう左右しているかで正の強化になったり、負の強化になったりします。ですから、それがどちらになったのかは、あとで言えることなのです。その影響の仕方で強化事態が変わるのです。たとえば、クライエントを力づけるように言っているつもりなのに、それがクライエントを嫌がらせていることがある。喜ばせるか力づけるかどうかは、その結果を見て言えることですね。力づけるつもりで発言していても、結果からそうでなければ、それは力づける発言ではないのです。だから、治療者は、いつも自分の言動を慎重に吟味し、いつもその結果を見ながら、考えながら、対応を細かに決めていくものなのです。

社会学習理論

この理論は、行動療法が提唱されてから十年後の一九六九年に行動療法の基礎理論の一つとして入ってきた理論枠です。この理論は、イメージや象徴過程が学習に寄与するという考え方です。他者あるいは自己の観察を基礎においている理論枠ですね。たとえば、私たちは人の真似をすることでいろんなことを学習していますね。これはモデリングというのですが、そんな日常的によく見られる現象が技法化されているものが多いです。行動療法の臨床では、あちこちでさりげなく使われていますよ。

認知行動療法理論

一九七〇年終わりから一九八〇年くらいにかけて、ベックの認知療法が行動療法のなかに入ってきました。これまでの学習を基にした理論枠と異なって、これは情報処理理論が中心にある理論枠ですね。そして、それまで行動療法のなかの主に新行動S‐R理論枠のなかに入れられていた思考修正法、内省条件付け、認知修正法といった行動の言語認知次元の変容法もこのなかにまとめられるようになりました。

認知療法には、精神分析から出てその後行動療法のなかにまとめられたベックの認知療法と、行動療法のなかの言語認知次元を対象にした技法の二つの流れがあります。行動療法での〝行動〟は、多次元的・循環的・円環的にとらえられる精神活動です。したがって、思考も認知活動も感情も身体も行為も、循環的に働き合っているというとり方をしますので、どこが中心になっているという特定のとり方はしません。しかし認知療法は、〝認知〟を行動の諸活動の上位概念においていて、上位概念である認知が行動の修正をするという枠組みをもっていると思います。そこが認知も行為も行動次元の一面と考えた循環的な自由な見方をする行動療法と少し異なっているところですね。ただ、さまざまな学習方法によって認知行動を変容させるという治療の実際では、行動療法と認知療法は変わらないと考えることができます。

行動療法の歴史から考えると、今後新たな大理論が出てくる可能性も大きいでしょう。行動療法は、他の精神療法のように一つの理論を中心に理論が展開されているという展開の仕方をとっておりません。そのような理論系ではないのですね。いろいろな方法が臨床という作業を軸にして編み出され集められているような治療法の集まりなのです。学習に関する生物学的な研究も追加されるでしょうし、認知科学の方法ももっと進化して追加されてくるでしょう。行動療法は学習に関する理論や方法が臨床に応用されて発達してきたものだから、方法として展開していくものなのです。

Q&A 質疑応答——行動療法のなかに〝認知〟をどのように位置づけるか

下山　行動療法と認知療法ということに関してですが、アルバート・エリス（Albert Ellis）などはどのような位置づけになるのでしょうか。

山上　エリスは、近年、論理情動療法を論理情動行動療法と、名前を変えていますね。ベックも最近、認知療法に行動を追加しています。きりがなくなるので、名前は簡単にしたほうがいいのだけれど。私は、行動療法という名前でなぜいけないのかしら、という考えはもっています。ただ、行動療法の理論の流れのなかに、情報処理理論が入ってきて、行動療法という名前だけでは包み込めないのかもしれませんね。でもね、最近の行動療法の展開では、応用行動分析理論の展開が勢いがあって、臨床的で、おもしろいですよ。

下山　講義1でもテーマとなりましたが、〝行動〟という概念は、とても豊かだと感じました。そのような豊かな行動の概念からすると、逆に認知なんてつけてしまうと行動が小さく制限されてしまうということではないでしょうか。

山上　そうですね。私はあえて「認知」を特別なものとして取り上げると、「行動」は制限されて、「行動」は何かという疑問が生じてくると思います。すべての精神活動を刺激‐反応という枠でとらえ、それを〝行動〟だととらえてきたものですから。それに行動療法がせっかくこれだけ自由な治療法なのだから、わざわざ認知をつけると何か身動きできにくい感じにはなりますね。それに、認知主義では臨床は難しいですよ。先にあげたワクテルもそんなことを書いています。

2　理論にとらわれないで使える技術を使う

実際の臨床では、技法の使い方はごった煮風のところがあります。この理論からこれをとり、あの理論からあの技法をとって、それらを同時に使って治療していることも多いです。教示を行い行動を出現させ、その行動を強化して維持し、さらに全体をシェーピングしたりします。このように、実際にそのときのその臨床に用いる技法の背景にある理論枠は一つだけではありません。だから行動療法を進めるとき、方法を考えるときは、理論にあまりとらわれないようにしたほうが進めやすいです。理論に制限されずに、必要と考えられる技法をいろいろ使ってクライエントが学習しやすいようにするのだと考えるとわかりやすいと思います。行動療法は、学習を主な手段にしている治療法なので、いかにしてその必要な学習をしてもらうのかがもっとも大切なことになります。技法は、その手段、方法です。だから、そのときのその人に合うように、方法をフィットさせて治療していくのです。

そういうことだから、技法を、その定型を、しっかりと覚えている必要があるのです。方法を、またそれを使う技術を覚えるというのは、臨床で自然に身体が動くようになることだと思うんです。最初は覚えなければならないけれども、使っているうちにそういうように自然に使えるようになっていくものなんです。そうして覚えながら技法を理解し自分の技術にしていく。セラピストは治療技術（治療の場でなければ援助技術ですね）を学習して覚えていかなければならないんですね。瞬時に頭が体が動くようにする。そうなるまでには、時間がかかると思いますけどね。その状況を見ると身体が自然にそう動く。それが、技術の学習の姿だと思いますよ。そうして、ベテランになっていくのですよ。

技法の実際の使われ方としては、A理論とB理論とC理論とD理論と分けて使われるものではありません。この理論のこの技法を使うときは、他の理論の他の技法を使ってはいけないというほどの形があるものではありません。臨床実際では、必要な技法は理論を越えていくつも使います。重ね使いもします。理論家は、どれかが正しいという主張を熾烈にするのでしょうが、臨床に適用されているときにはそれでは役に立ちません。一つの理論で技法全部を説明できれば、臨床は一つの理論に依拠することができます。けれども、それほど進歩した理論はありません。理論を精鋭にする方向からいうと問題があるのかもしれませんが、臨床は現実的に問題を解決していかなければなりません。現実的に理論を理解し、利用し、技術を役に立つように用いることが必要であるということを覚えておきましょう。

技術を使うために

すでに話をしてきたことですが、ここで改めて精神療法としての行動療法の特徴をまとめてみましょう。行動療法を実際に用いてみればわかることですが、（一）具体的に問題を見て、具体的に問題を解決する方向をもって、具体的に治療するところです。また、（二）行動療法は大きな病理の追求というよりも、その人が来談したその理由を、その人が少しでも生きやすくなる方向、少しでも苦痛が軽くなる方向へと解決するといった方向をもっていることです。

さらに、(三) 問題の見方に循環的な考え方をもっていることも特徴的です。垂直的な、一方向の見方をしないことも、特徴だと思っています。いろんな問題は循環し合っており、問題の一部が、あるいは一つの問題が変わると他のところにも影響を与えて変わっていくということを期待できるような問題の見方ができるのです。これは臨床的にとても力をもつ見方なのですよ。

それから、(四) クライエント自身が、解決したい問題をとりだせるよう、そしてそれをセラピストと協力して治療するという方向を大切にします。その点でクライエントは、問題に対して主体的になることが治療のなかで求められますので、そうできるように治療を進めるという治療者の技術が必要になってきます。自ずとセルフコントロールの方向をもつことになりますが、治療の実際では、動機づけの連続であるということにもなりますね。セラピストは、クライエントの自己効力感が高まるように、治療への動機づけを維持できるように、治療状況を整えることが重要な治療技術となるのです。

こういうことができるためにも、治療者は行動療法の基礎技術をしっかりと覚える必要があるのです。やみくもにあれもこれもと字づらで覚えても技術の理解は難しいし、役に立ちにくいです。自分に今与えられている臨床があれば、その臨床のなかで必要な技術を一つずつ覚えることと。そうすると、少しずつわかってきます。行動の分析、強化、エクスポージャー、モデリング、認知修正などのよく用いられる技法を、まず具体的に覚えると良いです。一つの技法を具体的につかめると、あとの技法は理解しやすくなりますよ。Bellack と Hersen が一九八五年に編集した“Dictionary of Behavior Therapy Techniques”（山上敏子（監訳）『行動療法事典』、岩崎学術出版社［一九八七］）のなかに基礎的な技術が記述されています。また、現在 Encyclopedia of Behavior Modification and Cognitive Behavior Therapy がシリーズで刊行されています。

でもね、技術はやはり使って覚えるしかないところもあります。技術を身につけるには理屈で覚え、実際に使う、この両方を繰り返す必要があります。まず覚えて身体で体験して、それを頭で構成し直して覚える。それを身体でもう一度反復する。この繰り返しがいりますね。そしてわかると応用が効くようになります。理屈だけで覚えてもわからないし、それを身体だけで覚えても新しい事態に対応できにくいです。両方を繰り返して覚えていくのです。理論がわかってくると技術も進むし、技術が進むと理論もわかってくる。理論と技術は相補的ですね。両方とも必要です。

3　行動療法を進めるときの留意点

行動療法では実際にいろいろな技法をあれやこれや、あのようにこのように用いて治療を進めるのですが、そのときに留意するところを二つ三つ説明しましょうね。

できそうなところを見つける

まずクライエントが、なるべく症状で対処しなくてもいいようにしてあげることでしょうね。そうして、変化できそうなところをどこかに見つける、ということです。できるところしかできないわけですから。できないことに対処しようとすると「症状」が出ざるをえなくなりますね。ですからなるべく症状が出にくい、症状で対処しないでも良いようなところを見つけて、そこから取り掛かることが大切ですね。

クライエントに生じた変化をクライエントにわかるようにする

治療によって生じた変化を、クライエントにわかるようにすることも大切です。たとえば、ある決まった心配事が頭に浮かんできて困るというところを治療の対象にしているとします。そのような場合、たとえば、一日のうちの一定の時間を決めて、その間にどのくらいの時間心配事が頭に浮かんだかを、ずっと浮かんでいたら一〇〇点、何も浮かばなかったら〇点という具合におおざっぱに決めて、クライエントに自分で評価してもらうようにして、それがわかりやすいように点数化したり、グラフであらわしてもらったりするのですね。クライエント自身が、治療することで少し良くなっているなぁ、とわかるようにするのです。

クライエントの能力に合わせる

この例は、私たちの仲間の若い治療者の経験例なのですが、手の皮膚を自分で剥くくせのある患者さんがいました。彼女はしょっちゅう皮を剥いているため、普通の皮膚がほとんどなくなっていました。このクライエントは、少し理解力に問題がありましたので、このクライエントがわかるように治療の道筋を説明する必要がありました。担当の治療者は、皮を剥かないことで、きれいに変化していく手の様子を描いた絵カードを使いながら、クライエントに皮膚の状態をそのつど示すことで、皮膚を剥くのを我慢できやすいように工夫して治療しました。治療が難しいとき、クライエントのせいにしたりしてあきらめてしまうのではなくて、そのクライエントの能力に合った方法を具体的に治療者が考えて見つけて、行う必要があるのです。そういうところが臨床なのです。

治療には雰囲気がいる

治療には雰囲気も大切です。衝動とか不安に駆られているクライエントに対して、ただ指示するだけでは治療できません。たとえば「頑張ってね」でもいいし、「よし、もう少しよ」など、実際の言葉はいろいろあるでしょうが、セラピストがクライエントとの間で自然に生じてくる言葉が、一番クライエントをサポートします。とくに行動療法のような学習治療には、そのための穏やかな、明るい、安心できる、というような雰囲気が必要です。また、治療には、とくに学習治療には、たとえば少し遊びの感覚を入れることも大切です。

良くなっても悪くなっても穏やかに対応すること、励ましすぎないこと。セラピストがクライエントとの関係も治療の一貫として大切に見ること、そんなことも大切です。

薬物療法との併用

疾患の治療では、薬物との併用が必要な場合が多いです。たとえば不安障害には薬物と併用したほうが治療を進めやすい。この場合、抗不安薬や抗うつ薬を用います。私は医師ですので、薬を自由に使えます。そして薬を併用するときに、行動療法の効果を薬物の効果で助けるような、そんな気持ちで使います。たとえば、強迫性障害の場合、とくに抗うつ薬と言われている薬物で、クライエントの強迫衝動が少し少なくなるので、強迫行為を少し我慢してもらうように行動療法を進めているときに、薬を投与しその効果も加味して治療を進めます。薬物と行動療法が相乗効果をあげて、治療を進めやすくして、効果をあげるのですね。

医者と協働する

臨床心理士は薬物を使えないので、薬物を使ったほうが良い場合は、医者との協働をすればいい。私は、臨床心理士への講義のなかで、医師との協働や協働の仕方の話もしています。自分専用の精神科医をつくっておくのもいいですね。医者を、あなた方自身で納得して選択する、そんな気持ちで精神科医をもっているといいと思いますよ。

さまざまな職種の人と協働する

私はこれまで、さまざまな職種の協働作業が当然のこととなっているところで働いてきました。いろいろな職種の人たちがいる職場で勤務すると、各職種の得意技がよく見えます。たとえば、看護師さん、病棟婦さんはそれぞれ得意のサポートの仕方をもっているものです。いろいろな職種が集合で治療している病院では、それが自然によく見えます。見たものは、自分の専門職技術のなかにどんどん取り入れていけばいいですね。また、いろいろな職種の人とディスカッションする機会にも恵まれます。

私はこんな状況で、ものすごく得な職業生活をしてきました。いろいろな職種の人たちの見方とか、こんなふうに考えるだろうなとかいうところを、自分の技術のなかに取り込んでいけたのです。他人の意見はとにかく聞くこと、そして、しかし、自分で判断すること、そんなことが大切です。できれば、臨床心理士には、病院勤務や他職種が働いている職場で働く経験をもってもらいたいです。いろいろな職種の人の考え方を理解することにも、自分の技術や職種観を広げることにもつながりますから。もっとも、職場は与えられるところが多いところがあるので、希望が叶うような職場が最初から用意されているわけではないですけどね。

4　効果が実証されている方法

ケンドール（Phillip C. Kendall）という人が、『児童思春期の精神療法――認知・行動アプローチ』という本を書いていますが、この本はとても読みやすく、臨床的で良い本です。ケンドールは、オーストラリアの人のようで、児童思春期の行動療法の報告をたくさんもっています。エネルギッシュに実際的な臨床研究をしている人のようです。本は、少し厚いです。このなかに現在どういう精神療法が効くかというエビデンス調査があります。

効果研究を読むときには、対象は制限されたなかでの結果であるということを知っていることが必要です。だから、どういう治療技法がどのように取り上げられて、どのようなプロセスをもって、研究対象となっているかを見ることが必要です。効果研究の多くは、治療はプロトコルに基づいて行われています。ところが日常臨床は、まあ言ってみればアドリブの連続ですね。だから、効果研究での治療は、最初から計画されたもので、日常臨床とは違うものです。非臨床的研究で、自ずと対象となる症例や治療技法は限られてきます。行動療法には、効果研究が他の精神療法と比較して多いです。また、精神療法全体の効果研究で〝現在効果が確立している〟とされる治療技法は、ほとんど行動療法の技法があげられています。それは行動療法がこのような研究を行いやすいというところもあるのでしょうね。

効果研究には限界がありますが、行動療法がいろいろな問題に対して有効な方法であることを示しているのは確かです。抑うつに対しては行動セルフコントロールと認知行動コーピングスキル、恐怖症に対しては親によるモデリングと強化練習、ＡＤＨＤに対しては親訓練と教室マネジメント、聞き分けのない子どもに対しては親訓練と怒りのコントロールが有効であることが示されています。自閉症に対しては、効果が実証された治療法はないとされています。しかし、コロラドの自閉症のプログラムをはじめ、構成された治療法として確立されている治療法はいくつかあります。成人の治療効果に関しては、ＡＰＡが効果研究に基づいて有効な治療法を出していますが、それらの治療法のほとんどは行動療法に含まれる治療法です。これは当然といえば当然でしょうね。行動療法のいろいろな治療法は効果を第一目標にして作られているわけですからね。

5　治療プログラム

行動療法は、精神分析とか森田療法と同様な治療法の構成をもっていません。行動療法の治療法としての構成は他の精神療法と同列に比較できるような構成ではありません。行動療法は臨床技術の体系なのです。このことは、すでに話しましたね。精神療法間の比較は、それぞれの問題に対して、それぞれどういう方法を実際に用いて、それで効果はどうなのかという方向で治療法をまとめていくと良いと思いますよ。そうすると、精神療法が臨床の要請にさらに応えられると思います。この方法は、こういう問題を、こうとらえて、こうする、効果があるかないか、という方向で精神療法を見ると良い。治療を受ける側からすれば、治療学派の違いはどうでも良いことです。どのようにするのか、その方法は効果があるのか、ということが知りたいことです。行動療法は、そのような方向で、治療法を自由に組み立てやすいです。行動療法は対象は何か、どういう方法をどのように使うのか、どれくらい良くなるのかという方向で治療法を見直せるし、また介入の方法を容易に用いられるようにプログラム化もできるわけです。

行動療法には、基礎技法がたくさんあります。それらを臨床に合わせて、あれこれとりだして治療します。そして、治療をして行動療法という精神療法ができあがってくるのです。治療する前までは、ただの技術の体系にすぎないものです。その技術の体系のなかから問題に応じて必要な技術をとりだして、治療して、結果として行動療法という精神療法になっていくのです。そのようなことは、問題に応じた治療プログラムを作ることにもなります。ある問題に行動療法の技術をたくさん使った特定の治療プログラムができあがると、それは独立した治療法となって、そのときはもう行動療法という言葉はいらなくなるのです。ここでは行動療法は、技術や理論を提供する技術の体系にすぎないのです。

その一例としてＳＳＴをあげることができます。ＳＳＴは、精神科のリハビリテーション臨床をはじめ、子どもの臨床でもよく使われている治療法です。精神病で、急性期の状態を過ぎて休養をし、リハビリテーション期に入ってからの社会復帰に向けて生活適応の再訓練に用いられていますが、精神病に限ったものでもありません。行動療法のいろいろな技術をまとめてプログラム化した治療システムですね。これは、独立した治療法になっているのです。その他にも行動療法は、行動療法の技術をたくさん使った治療プログラムをもっていますが、そのうちのいくつかを紹介します。

発達障害の親訓練プログラム

私がこのプログラムを作ることを思い立った発達障害のクライエントを受けもったのは、二十年近く前です。彼女は最重度の、暴力の激しい子どもでした。心理士たちといっしょに治療したのですが、養育は非常に難しい状態でした。このとき、やはりいっしょに住む家族にも専門的な、障害に合わせた養育技術がいるとつくづく思いました。親心だけではすみませんね。そう考えたので、障害に合わせた専門的な対応の仕方を誰もができるようにするために、いわゆる「肥前式親訓練プログラム」をスタッフといっしょに作りました。これは良い仕事だったと思いますよ。主に応用行動分析の技術を多く使っています。このプログラムで親御さんたちは、この方法を、行動療法を、本当によく勉強して対応が上手くなられ、元気になられました。予後の調査をしましたが、その結果によれば、お母さん方はここで覚えた技術をずっと役立てておられ、また、何か新しい問題が起こると、お母さん方が自分自身でそれに対応できるようになっているプログラムです。

虐待する親のためのプログラム

このプログラムは、アメリカに多いです。虐待する親を対象にして、子どもと対応する技術の訓練をプログラム化したものです。たとえば、感情の暴発への対処技術とか、子どもを可愛がる仕方のような技術訓練が含まれています。行動療法の技術や思考法がとても役に立つところですね。

境界例の治療プログラム（弁証法的行動療法のプログラム）

これは、「自分の情動をどうとっていいかわからない」、「自分の感情をどう処理していいかわからない」、「何をやってもだめだと感じる」などの境界例の特徴を彼らの生活対処技術の技術欠損ととらえて、技術訓練をするようになっているプログラムです。このプログラムは、問題解決訓練、モデリング、プロンプト、教示などの行動療法の技術がいろいろたくさん組み入れられています。独立した治療法となっていますね。

不安障害の類型別プログラム

パニック障害には、エクスポージャーに加えて不安対処法、認知再構成法が有効です。特定の恐怖症には、系統的脱感作法が有効です。社会恐怖には、エクスポージャーと社会技術訓練、強迫性障害には曝露反応妨害法（エクスポージャーと反応妨害法）が有効となっています。不安障害に共通した基本の技術はエクスポージャーです。それに類型ごとの問題に合わせて対処法や社会技術訓練など、いろいろな技法が追加されているのです。不安障害を診る人は、エクスポージャーの考え方や方法をしっかりと覚えておく必要がありますよ。

強迫性障害は、行動療法が用いられるまでは治らないと言われていました。強迫性障害の行動療法の最初の報告は一九六五年頃です。やはりおおよそのところエクスポージャーと反応妨害を用いている報告ですが、まだ曝露反応妨害法の名前はありませんでした。一九七〇年少し過ぎぐらいに、現在のエクスポージャーと反応妨害から構成されている曝露反応妨害法が出ています。この名前と方法がよく知られるようになったのはもう少し後になってからです。

この他、摂食障害の行動療法のプログラムもあります。このように障害ごとに有効なプログラムが提唱され用いられることは、治療法としての進歩なのですよ。

Q&A　質疑応答――自分の筋を発展させることが大切

下山　今回の講義をお聞きしていて、先生は筋をとても大切にしておられると思いました。たとえば、認知や認知療法についても、「なぜ行動療法でいけないのか」という、ご自身の筋を大切にされている。それは、先生が今回の講義で強調されていた理論や技法を自分が納得して使いこなすことの重要性にも通じると思いました。臨床では、〝使いこなす〟、〝自分の身につける〟ことが重要であることを改めて教えていただいたと思います。

山上　自分の考えや方法を豊富にすることでしょうね。だけど、それは、その人の仕方があると思います。知識が好きな人もいます。私は、どちらかというと、行ってみてこれで納得、というぎこちないほうですね。何にしても、それぞれが自分の方法や理論の体系をもって、経験し、それを積み重ねて、自分の体系を発展させて自分のものにしていくことでしょうね。皆さんにもそうしてほしいと思いますよ。

講義5

問題に沿って治療を進める

1 問題を把握する

前回までで行動療法の概略を解説しました。治療例も示しました。治療の実際の進め方も、少しわかったのではないかと思います。どうかしら?

今回は、治療の進め方を中心に話を進めましょう。どこのところに注意し、どのように進めるのかを話します。話が少し総論的なので、前の講義の症例を思い出しながら聴いてください。治療は実際なのだから、そうしないとわかりにくいでしょうね。

問題をその人の体験として具体的に把握する

クライエントは困っていることを積極的に訴える場合もあれば、そうでないこともある。本人は来ずに、家族だけが来ることもある。いろいろな場合があります。臨床は、その与えられたなかで、問題を何とか把握して、治療を進めていくのです。そういうところから臨床が始まるのです。

私は、精神科臨床をしているので、大体困った人とか困った家族とかが来るというのが多いです。クライエントの主訴がそのまま治療の対象になるかどうかは別ですが、問題はそうでない場合よりもとらえやすいですね。何か困って受診されるわけです。受診したという、まさにそのところが入り口になるのです。クライエントは、いろいろ困っているわけです。主訴は、そのなかからクライエントが「これが困る」と示してくれる訴えです。そこを入り口の話題として、「問題」をとりだしていくわけですね。その際、問題としてあげられていることを、クライエント自身の体験としてとることが大切です。講義1でも話したように、クライエント自身の体験として把握することが、〝行動としてとる〟ことです。「こう感じた」、「こう考えた」という、クライエントの体験しているところをとるのです。

家族といっしょに来たとき、たとえば、「長く手を洗って困る」として連れて来られるとしますね。困っていることが、クライエントの体験というよりも、外から把握された問題としてもちこまれる。本人の外から見て「困った問題」となって訴えられます。そして、クライエントも、外から見て困ったことを問題として訴えていることがあります。それだと、クライエントのところにピタッとはいかないですね。ここでは、問題とされていることを、クライエントの体験として注目して把握することが大切です。クライエントが実際に何をどのように感じているのか、考えているのか、思っているのか、ということですね。その人が自分で困っている、どうしようもないと感じている。そういうところをまずとることが必要です。たとえば、「長く手を洗う」のではなくて、「長く手を洗ってしまう、やめようと思ってもやめられない……」、これは自分の体験ですね。それをとることが必要です。〝行動としてとる〞というのは、そういうことなのですよ。

症状をもった本人ではなく他の人が困っているということで、本人が連れて来られたときには、他の人の問題としてとれば良い。家族だけが来たら、家族が困っていることとしてとれば良い。目の前にいる人が困っていることをその人の体験としてとります。何をどのように感じ、どうしているのか、そしてどのように考えているのか、のように〝行動としてとる〞わけですね。治療は、その人の実際の体験をとらないとできないですよ。外見からは治療できません。小さい子どもでも、お年寄りでも、誰でもそうですね。その人自身が実際に困っているところを何とかとりだすのです。その困っているところが浮かび出るようにとらえるのです。そうすると問題を具体的に把握できますね。どうしても手を洗ってしまうとか、学校に行かないとかが、その人の体験されている問題としてあらわれてくるようにとるのです。何を、どう考えているのか、どう感じとられているのか、などと具体的にとらえるのです。刺激 - 反応分析をずっと続けるということなのですが。

症例で示したので少しわかったと思うけれど、患者自身がどうしたいと思っているのかということがわかるようにしていかなければ治療できないですね。あの症例では辛うじて、洋服が欲しいという自分の気持ちをつかめたので、治療を、それを満足させる方向に進めました。混乱しているところを少しずつほどいていくことですね。この具体的に把握するということは行動療法の命みたいなものです。そして、これは訓練を要する、臨床技術ですよ。

問題を循環的にとらえる――ミクロな分析からマクロな分析へ

困っていることには、いろいろなことが関わってきます。たとえば、困ったことがある、自分がいる、家族がいる、学校がある、同級生がいる、そういうなかで問題はあるのです。学校に行かないと親も心配する。頑張って行こうと思うが、行けない。とてもつらくなる……。一つ困ったことがあると、その問題はいろんなことがらと関係をもってきて問題が循環していきます。援助するときにはそのような循環についても同じように刺激‐反応でとります。困るという主訴の部分と、その部分に関連してさまざまなことがらが循環的に関係して問題を構成しています。それらを治療者自身が理解できるように一つずつとらえていくのです。

問題は、このように具体的な患者の体験としてとるわけです。その問題もその問題と関係をもっている他のことがら、その人と他の人たちの関係、こんなところも具体的にとります。そうすることで、問題とそれを中心にしてそこから波及している問題が具体的に見えてきます。

そのようにしてミクロな刺激‐反応分析からマクロな刺激‐反応分析に広げていきます。友人関係などの、問題の背景にあることがらも、このなかで理解するわけで、問題が浮かび上がるようにするのです。このなかでは現在の問題もこの問題に至った過程も、明らかになっていくのです。

あなた方が経験した面接で、上手にいった例といかなかった例を較べて考えてみてください。失敗した例は、あなた方にイメージがわかなくて途切れているでしょう？　わずかにでもわかった例は、自分のイメージが動いていた例だと思います。だから面接をするには、クライエントの話を聞きながら、その話のなかで、たとえばそのとき親ってどんな顔をしているんだろう……など、自分のイメージを広げていきながら話を聞く。そうすると情報がどんどん集まってくるし、あなたたちの頭の働きも良くなりますよ。

わかることの大切さ

よく「クライエントに共感する」と言うでしょう。それは、その通りです。でも、共感するにはわかることが必要です。ときどきこれが抜けていて共感がうたわれていることがあります。わからなかったら、共感なんてないですね。クライエントのことがよくわかって、そしてはじめて「それはつらいだろう。大変だろう」という気持ちになります。そういう気持ちがクライエントにも伝わるわけですね。わかるというところを抜きにして、「ああ、それは大変ですね」と不自然に言葉を使うと、クライエントの心はすーっと逃げてしまいますね。

治療で一番大切なことは、治療をする自分がまずわかろうとすることです。どのようになっているのか、クライエントの身になってわかろうとする。これは、難しいけれど訓練しなければならない大切なことです。そのために、「何をどう考えているのだろう、どのように感じているんだろう、周りの人はそれをどう思っているのだろう……」というように、素直にわかろうとすることです。これが、刺激‐反応分析なのです。行動療法がもっている一番心強い方法、臨床で役に立つ方法です。

そのようにして、問題とその理由を知ろうとするわけです。「こうなって、こうして、ここのところで親がこうして、この子はここのところをこんなに思ってこう嫌がって……」と関連を循環的にみていくことで、その現象をわかろうとする。具体的にクライエントはそこで何をどのように体験しているのかと探しながら、面接を進めていくのです。体験されているところを素直にとっていると自然に、「それはしんどいことだ」のような感想が湧いてくるものです。

Q&A 質疑応答――わかることが共感の前提になる

受講生　うまくいったときはイメージが湧いて、失敗したときは全然具体的じゃない。クライエントの話を聞いていて誰がどうなったのかわからなくなり、クライエントも困るし、私も困る。もう一回確認しようとしても、わからなくなってしまう。先生のお話を聴いていて、そういうこともあるなと、実感としてわかりました。

山上　良かったね。面接がうまくいっているときは、クライエントの体験を具体的にとれている。無理なくね。私のところには、治療がうまくいかない症例が紹介されてくることが多いのですが、そういうとき、私が理解するために、このようにして素直に面接しているのですが、「はじめてわかってもらった」と言う人も少なくありませんよ。それまでの担当者も一生懸命に面接して治療していたと思うのですが。やはり患者の実際に、体験のところに、近づいてとっていなかったのでしょうね。それで、クライエントにはわかってもらえないという感じがあるのでしょうね。ここでちょっと考えていたほうが良いことは、こちらがわかった分だけクライエントもわかるし、クライエントがわかる分だけ面接者であるこちらもわかる。そういうように思っていたらいいですよ。

私は、「こういうように聞いたのだけれど、それでいいの?」とか、「こう理解したんだけどそれでいいか?」のように、クライエントに直接尋ねることは少なくありません。「いいよ」とクライエントが答えてくれます。そういうようにして患者の話を聞きながら、これは大変だなと思うときに、「大変ね」という言葉が自然にスッと出ます。そんな出方をした言葉は、クライエントに通じます。話をよく聞かないで、クライエントに、「大変ですね」とか言うことあるでしょう？　あんなのは、やっぱり通じないね。訓練中の学生さんの面接を見ていると、こんな言葉が多いね。そんなとき「今『大変ですね』と言ったけど、何がどのように大変だと思ったの？」と聞くと、答えられませんね。

こちらの五感を働かせながら、ああかこうかと考えながら感じながら面接をすることが必要です。わかって、やっと相手に同感でき共感できるわけですから。傾聴や共感が重要だと書いてありますが、そのプロセスが大事だし、それは技術として訓練しないとね。傾聴が必要であるということは当たり前のことです。だけど、傾聴するということは技術です。それは技術としてとりだして訓練しなければいけないことです。これはよく覚えていて下さい。

下山　その点が日本のカウンセリングの教え方の欠けたところだと思います。傾聴といっても「心のなかの感情のことばを傾聴するように」と教える人が多いですね。そうなると、刺激‐反応を無視してしまうのです。外界との関係が見えてこないんです。そうなると、心のなかでしか共感できなくなって、どんどん抽象的な話になってくる。だから、今先生が言われたように、「何がそこで刺激‐反応として具体的に起きているのか、しかもミクロの部分とマクロの部分を含めて具体的に聞いていく」ということが、すっぽりと抜け落ちてしまうのです。

山上　共感は、しなければいけないからではなくて、わかると自発的に出てくる体験ですね。

でもね、それでもまだわかったことにならないと思いますよ。私は、治療する上で、そこのところを私自身がわかることが必要なので、聞きます。わからないと治療できないもの。共感のしようもない。こんなこと常識的なことだと思うけれど。

Q&A 質疑応答——問題をとらえる技術をどのように学ぶのか

下山　問題をとらえることを知識として学んだとしても、それを実際にできるようになるのは、また別の話であると思います。学生が問題をとらえる技術を学ぶには、どのようにするのが良いでしょうか。

山上　ここのところを理屈で言っても本当のところはわかりづらいと思う。体験して〝あっ、そうか〟とわかるところだから。私は授業ではね、まず学生二人に前に出てきてもらって、お互いにクライエントとセラピストになってもらって面接をしてもらうのです。面接は数分ももちません。あらかじめ考えていることを聞くだけだから、面接が進まないのです。ハイ、イイエ式の質問になってしまう。面接によって生み出すものがない。そのあと代わって私が面接者になって面接をします。当然、その場で会話が産出されていく。それは前もって考えていることを聞いているのではない、その場で聞きたいことが出てくるのですね。クライエントになった学生は体験としてそのことがわかってくる。そこで確実にこの体験したものの違いを言語化してもらう。学生は、聞く、聞かれるというのはこういうことなのか、ということが、少しわかってくるようです。

2 問題の把握から治療に入る

クライエントの力を見る

問題を把握しながら、治療を進めます。治療を進めるときには、現在を大切にします。現在のその人の力を見ます。現在に至るには、いろいろな理由や経過がある。生まれつきの理由も家族の理由も、いろんな理由がある。そしてその人なりに一生懸命に生きてきた結果が現在の状態ですね。これは誰でもそう。私たちも同じ。そしてそこに、その現在の症状のなかにも、たとえば親子喧嘩のなかにも、治療に向けてのクライエントの力があると見ることがいります。現在を大切にする。そこからその力を用いて、そうなりたいところに向けて治療をするわけです。これは、家族にも同じことです。喧嘩をしていても、それも、その人たちの力と見る。そこにあることがらは、なにもかも積極的に治療に向けて力と見ること、そんなことが大切なことですよ。

セラピストとクライエントが協働で問題を理解していく

問題の理解は、セラピストがクライエントよりもわかるというものではありません。セラピストから見えているものもクライエントから見えているものも等間隔にあることが大切です。そしてクライエントがわかる分だけセラピストもわかる。セラピストがわかった分だけクライエントもわかる。そんなところです。セラピストがたくさんわかっていて治療を引っ張っていくというものでは決してありません。クライエントの問題をセラピストがわかったら、その分だけクライエントもわかっていくし、その逆もそう。少しずつ問題が明らかになる過程は、両者で同等に進んでいきます。そんな見方が必要ですね。治療は協働作業です。

3　治療を組み立てる

クライエントの傍にいる

治療を組み立てる際に重要なことは、やはり問題のとり方です。治療は、当然クライエントと協働して組み立てていくのですが、問題をとるとき、セラピストは、クライエントの傍にいてクライエントをわかろうとする。そういう心理的に、傍にいてとる、というようなセラピストの居方がいります。たとえば、子どもが問題を起こして親を困らせて嫌がらせをする、と親が言ったとしましょう。セラピストが、その親の立場に立ってクライエントを見ると、そのように見えるでしょう。しかし嫌がらせと見えるようなことをしているこの子は、そのように困っている、と考えるのです。外から見ると「嫌がらせ行為」を発動しているその子の体験しているところ、そこに立つのです。そういうような立ち方がセラピストには必要です。そうしないとクライエントのことがわかりません。クライエントは治療に来るまでに叱咤激励されたり非難をされたり、自分はだめだという体験をしてきたかもしれなくて、私たちの前に来るわけですね。そのときに、セラピストも同じ態度でいると、クライエントはセラピストのほうを向くわけはないですね。クライエントの体験されていることの傍にいること、これは当然必要なことですね。

治療の対象化をして方向づける

治療の組み立ての二つめのポイントは、大まかに「ここのところが変わったらいいかな」というような治療の対象化をすることです。よくわからないわけだから、わかった分だけ、大まかに治療の対象化をする。「……なればいい」、というようにですね。これは、クライエントの言葉で発されたことをセラピストが反復するだけですね。セラピストが勝手に言うものではないですよ。もしクライエントから何も言葉がなければ、「こうなったらいいの？」とクライエントの気持ちをセラピストが汲み取って聞くことはあるかもしれない。

そのようにして、クライエントの気持ちを少し整理する、そして安定の方向に向ける。そ〜っとですよ。「あなたの問題は何なのか、わかるようにしましょう」というのは一つの枠づけですが、これではますますわからなくなってしまうことも少なくないです。わかるように、ではなくて、少しできるようにと、大まかに治療の対象化をします。結局のところ、クライエントのなかから困っていることの一つをとりだすということですね。問題がわからないことで困っているクライエントであれば、「あなたの困っているそこのところがわかればいいね」などと言うようにして、少しずつタッチャブルな形に造っていく。「こうできればいいのかな」などのように言いながら、治療を方向づけていくようにします。

クライエントの希望に沿った目標の設定

三つめのポイントは、クライエントの希望に沿った目標を立てること。当たり前のことですね。クライエントが、「こうしたい、こうありたい、こうなりたい」と言う。まずはそれを叶えるように方向づけること。「それが今の目標ね」と言うようにして、現在をそこにつなげるようにする。最初は当然荒唐無稽な希望を述べられる。だけど治療が進んでいくと、だんだんと現実的になっていきます。だから、はじめは荒唐無稽でも、心配しないでそういうのを治療の目標にすると良いですよ。「そうできたらいいね。そうしようね」という感じ、そうできるかもしれないし、できたらいいなという感じですね。

生活のなかでの症状をとらえる

四つめのポイントは、クライエントの苦痛をとにかく聞くこと。困っている、辛いところを、そのまま困っているのだ、辛いのだ、と理解することです。症状は、実際の生活のなかに生じています。ほとんど実生活のなかで障害となっていることでしょう。だから、できるだけ生活のなかの出来事として把握することがいります。具体的な体験、出来事として、理解する。具体的に体験されているところに焦点を当てて具体的に把握し、理解しようとするのです。クライエントは、実際に苦しいの。苦しさが実際の生活場面のどういう局面にどのように自覚されているのかを見るのです。生活のなかで実際に体験されている症状を、「ああ、そういうことなのか」ととりだす。抽象ではないのです。生活の実際から「ここでこのように考えて、このようにして、そしてこのように困っている」というようなとり方をするのです。

4　治療の環境を整える

次に、治療――臨床心理学では介入といいますね――を始めます。実際の臨床ではアセスメントと介入はお互いに相補的であるし、同時進行的でもありますね。評価して、介入して、介入しながら評価も進めているところがあります（講義では分けて話していますが）。実際に積極的な介入を始める前に、まずクライエントができるだけ症状で対処しないでいいように生活環境を手当てするとよいですよ。クライエントが症状で対処しなくていいように環境を整えること。できるだけ症状が出ないですむようにすること、が必要です。この、こころと技術を知ると、治療がうまくなりますよ。治療が見えてきて優しくなるのです。

例で説明してみましょう。たとえば、自分が、大事なものを落とすのではないかと心配で身動きができない人がいました。その人は、いつも、うっかりして大事なものを自分の体から落としたのじゃないかと心配になり、パニックになっていました。こういう人に少しでも楽になってもらうにはどうしてあげたらいいと思いますか。その人が入院治療を受けるとしたら、どうしてあげると少し楽になると思いますか？

そんな患者さんが入院してきて私が受け持つことになりました。私はその人の、うっかりして大事なものを落としたのではないか、という恐怖を少なくするために、部屋の出入りがその人の自由にならないような部屋に入院してもらい、部屋の外には出ないように、とはっきりと指示して、きまったスタッフだけしか部屋の出入りができないような状況を作りました。うっかりして大事なものを落としたのではないかという恐怖は、このような自分の意志だけでは自由に歩き回れない、したがって落とし回れない状況を準備するだけで、少し少なくなりました。そして、朝から晩まで続いていた確認行為も少し軽くなりました。少し楽になったのですね。

こんなふうにして環境を整えることで症状を少し出にくくさせることで、体力、気力を少し回復させます。その上で、治療を始めるのです。

まず、どのようにしてあげたら、どのようにして環境を整えてあげたら、その人の症状が少なくてすむのかしら、と考えるのです。これはとても大切なことですよ。症状が出ないように、環境を整えてあげる。どうしたらこの人は症状が出ないですむのかを見ることは、この人の症状をよく知ることにもなります。環境を整えて症状が出にくく工夫する過程は、同時に、症状の機能を見ること、症状を知ることでもあるわけですね。症状で対処しないでいいように環境を調整する。これは、行動療法が誇ってよい技術なのですよ。そして、その人の症状による疲れをまず休めて、それから少しずつ治療をすると良いです。そういうことができるのは、学習治療である行動療法の利点だと思いますよ。

5　治療的な介入を始める

できるところから始める

治療を進めるときは、できそうなところをどこかに見つけることです。治療では治療者が働かないといけないですね。治療者がどこかに治療できるところを見つけるのです。治療できそうなところを見つけて、そこをできやすいようにします。ものすごく具体的に、できるはずであるところを丁寧に指示すると、できやすくなりますね。できるようにするということは、そういうこと。先ほどの例でもそれがわかるでしょう。環境を整え整えしながらできるところをさらにできやすくしていくの。

ある女性は、大事なものを捨てるのではないかという恐怖心があって、物が捨てられないようになっていました。そこで、現在何かできているところはないかと探したのです。そうすると何とか見つかりました。それはブドウを食べるとき、その種はテーブルの上に置いたままにしておくことができていたのです。そこで、その何とか手放せそうなブドウの種を「捨てなさい」と指示することで、ブドウの種を捨てることを自覚して、捨てることに慣れてもらい、捨てることの恐怖を少なくすることができたのです。この治療の仕方の理論的な下敷きは曝露反応妨害法ですが、実際の治療では、理論を現実的にできる形に、工夫して治療法にしたてていくのね。そうできるような実際の、クライエントから遠くない、そのクライエント用の治療法にシェープしていくの。クライエントが今できているところから離れないこと。彼女はブドウの種をテーブルの上に置くことができていた。そこが頼りです。そして、そこから一歩ずつ進めていくのです。できるところをどこかに見つけて、少しずつ生活ができる方向につないでいくのです。

クライエントの生活に即す

治療ではこの症状を治療して治すというよりも、生活できるように、という方向をもつと良いです。たとえば、前述の症例では「ブドウの種は捨てよう」のように、強迫症状を治すというよりも、普通の生活の仕方を覚えるという方向で治療を進めるのです。そのような方向にすると良いですよ。

問題の循環を変える方向にもっていく

症状も、家族や他の人との関係も、生活の仕方も、お互いに影響し合いながら動いています。そこを見る。循環的な見方考え方、ダイナミックな考え方ですね。たとえば、家族との関係の仕方も、そう。そう見ることは、問題の見方が、主要な理由がここにあって、問題がそこに帰属するという縦方向の考え方よりも、もっと円環的、循環的、ダイナミックな見方になります。そのほうが、治療を進めやすくするのです。

クライエントの自発的反応を大切にする

クライエントの自発している反応に注目し大切にします。そしてそれを積極的に治療のなかでとりだして治療すると治療を進めやすいですよ。たとえば、講義3の症例Aさんでは「シャツを買いたい」という希望です。そこに、クライエントがいるし、クライエントの現在あるところですね。そこを大切にする。そして、それを支持するように環境を準備する。そういうように治療を進めると良いですよ。自発しているところ、できているところに注意を向けて、それが自発しやすいようにするのです。「シャツを買いたい」と思っていれば、そこから治療ができる。今述べた、物が捨てられない女性の場合でも、ブドウの種を置いたままにしていたので、そこのところを大切にして治療をしました。クライエントの今から離れないような治療ですね。これは学習治療である行動療法の特徴ですね。

治療による変化がクライエントにわかるようにする

治療を進めるときに、治療による変化をクライエントにわかりやすくする。これも、学習治療で必要なことです。ここに、自己効力感とか、強化とか、動機づけとかいろんな技法や考え方が使えると思います。治療による変化がクライエントにわかるようにする。たとえば、症例Aさんでは、「稼いだお金を記録する」という指示をしています。その変化をクライエントにわかるようにすることで、クライエントが目指している「働くこと」、を強化しているのです。

具体的に見る

講義1でも述べたように、具体的にとるというのは、行動療法の基礎的な技術ですね。具体的なところを見る。治療の対象も進め方も効果も具体的にとりだしていくのです。問題はこういうことである、方法はこのような方法である、どれだけの変化があるのか……、そんなことをそのつど具体的にわかるようにする。行動療法は、具体的にエビデンスを見ていくのです。治療の対象も目標も具体的に明らかにして対象化して治療を進める。具体的に対処できるようにして治療を進めるのですね。具体的な目標を立て、その目標に向けて現在から一つずつ橋渡ししていくような、そんな生真面目な、治療の仕方ですね。

目標とした行動の自発を待つ

治療では、目標とする行動が自発できるように環境を準備して、待つわけですね。引っ張って変えるのではありません。どうしたら目標とする行動が自発できるのかを考えてそのための環境を準備して待つ。行動療法は、そんな治療法です。行動を変えるのではなく、自発できるようにするのですよ。ここはとても大事なところです。

問題に合わせた技法を選んで使う

技法は、理論的判断だけではなく、できるかできないかという実際のところで選択しますし、また使えるように修正したりして用います。それに行動のどの次元を主目標にするのかによっても技法は違ってきます。感情の次元か、思考認知の次元か、行為の次元かによって使える技法は違うのです。クライエントの能力や環境の力でも、技法は選択されます。また多くの場合、一つの問題に対して、一つの技法だけを用いるというのではないのです。いくつもの技法を並行して用いたり、重ね使いしたりします。それに技法をその人の能力に合わせるようにして使うことも必要なところです。

Q&A　質疑応答――クライエントに指示を出すことが、環境を整えることになるのか

受講生　治療的介入に際しては、反応が自発しない環境を自発できるように整えることが大切とのことでした。Aさんの症例で、先生は、たくさん指示を出されていたのですが、環境を整えることはあまりしておられなかったように思われたのですが、いかがでしょうか。

山上　指示は環境を整えることにもなるのですよ。指示も、その人の刺激状況への介入です。たとえば、今述べた症例の「ブドウの種を捨てる」という指示は捨てる行為のプロンプトになります。それは、その反応にとっての環境の整備でもあるのです。病気になると自分で環境を操作する力が少なくなることがあるから、難しくなっているところがあるんですよ。「休んでみたら？」と言うのも環境調整の方法の一つですね。プロンプトも教示も環境の整備の方法の一つになります。そのとき目的としている反応が起こりやすいように環境に変化を与える、これはプロンプトですよ。

6　課題分析

目標から現在を見る

治療を進める際に、「目標から現在を見る」ということもよく行うことです。たとえば、薬を飲まない拒薬の問題がある患者さんがいたとします。その場合、〝薬を飲む〟という目標から患者さんの服薬に関する現在の行動を見るのです。この見方は、前述の〝課題分析〟という技法になります。服薬ができるには何ができなければならないのか、たとえば服薬の意味がわかる、服薬を納得する、服薬の仕方がわかる、薬がある、時間が来ると服薬を思い出す、などなどたくさんのことがあって、はじめて服薬行動が可能になるのです。このような一つの行動を構成している課題を分析把握する技法も、行動療法を行うとき必ず必要になる技法と技術です。これは課題分析とよばれる応用行動分析理論枠から出ているとても大切な技法ですよ。

行動の分節化

このように課題分析は、行動を分節化して考えるのです。たとえば子どもに自分で靴下をはけるようにするとき、〝靴下をはく行動〟を今述べたように分節化するのです。靴下を手にとる、足を通すことができるように靴下を輪っかに丸める、片方足を上げる、その輪っかに片足を入れる……。このように行動を分節化し、一つ一つできるようにしながら目標行動をできやすくするのです。

トイレ行動を例として

たとえば、子どもが、洋服を濡らさないようにトイレを使う、という目標があったとします。そうすると「トイレに行って用を足してトイレから出るまで、洋服を濡らさないで用を足すには、何ができなければいけないか」と考えるのです。

ある軽い障害がある女子中学生がいました。彼女は制服であるプリーツスカートをはいていました。学校の先生から、「トイレに行くといつもオシッコを付けて出てくるから、友達が臭いと言って嫌う。困っている」と相談を受けました。たしかにそれは困りますね。それで、いっしょに働いていた臨床心理士が彼女のトイレでの行動を観察し、トイレ行動を分節化しました。その子はトイレに入って便器に座るでしょう、そのときにはいているプリーツスカートも便器のなかに入れていっしょに座っているのですね。トイレに行くという一つの行動は、トイレに行って、ドアを開けて、便器の蓋を上げて、洋服が下に落ちないように上げて、パンツを下ろして、便器に座って、オシッコをして、拭いて、スカートが落ちないようにしてパンツを上げて、そこから出て、ドアを閉めて、手を洗って、それだけのことができないと、トイレができたことにならないでしょう。

普通は、トイレでそれほどしなければならないことがあるなんて思わないですね。だけど、トイレでスカートを汚す子に対しては、それだけ分節化して考えないと援助ができません。この子は、トイレの一連の動作で、他のことはできているので、スカートが下に落ちないようにするところだけを追加して学習すればいいわけですね。臨床心理士は、その子に、便器に座る前にスカートのプリーツを洗濯ばさみで二カ所止めるようにさせたのです。それを覚えてもらいました。それだけで皆から臭いと嫌われるその子の問題は解決したのですね。課題分析の分節化の例です。役に立つでしょう。

講義6

治療の実際2

強迫症状が主訴の発達の障害をもつ男性Bさん

1　はじめに

かなり重症の強迫症状があった事例です。両親も治療に参加された例です。治療のなかで家族の変化がよく見えるので、治療のなかでの家族の関わりの例を示す症例として提示します。あなた方は症例を聞くときには、字面を追うような聞き方よりも、頭のなかにイメージを作りながら聞くと理解しやすいですよ。いろいろな気持ちとか感想、たとえば「大変だ」と思ったらそう思いながら聞いてください。そうすると、「どうしたら良いのだろう、自分だったらどうするだろう」といったような感想や疑問やアイデアが出てくると思います。それから、疑問が出たら、いつでも途中で質問して結構ですよ。

2　事例の概要

主訴

クライエントBさんは、非常に体格のいい二九歳の男性です。両親といっしょに来られました。主訴は、母親によると「一日中、食事をしているときとタバコをすっているとき以外は、いつも苦しそうに確認をしている。そのとき大声を出す。確認に親を巻き込んで、親にも確認をさせる。困っている。入院させるしかないと思う」ということでした。食事をする、排便をする、入浴する、廊下を通る、スイッチを入れるといったような日常の行為のときや、身体に何か触れたときに決まって確認行為があるということでした。

一日のほとんどが確認に費やされているようでした。食事時の確認の例をあげると、食膳の上のお茶、お湯呑、ポット、はし、その他の茶の間にあるものを両手でさわって確認する。たとえばコップをさわりながら、「コップ、コップ、コップ、コップ……」と気がすむまで唱え、やっと落ち着いたら、つぎに「はし、はし、はし、はし……」と言いながら確認する。そして自分一人だけではすまずに、側にいるお母さんとお父さんにも目をつぶらせて、同じように確認をさせる。上手くいかないときは、それを何度も繰り返す。ひどいときには食事時や食後のこんな確認が五、六時間も続く。確認していてだんだんといらいらが強くなって、大声を出したり、物を投げたりもする。そのようにして、テーブルの上のスプーン、はしなどから、ライター、新聞、タオルとか、ハブラシ、湯呑、洗面器、魔法瓶、麦茶入れ……と、確認しなければならなく、それを繰り返し、つぎに部屋の品物、掛け軸、テレビ……と確認し、納得がいくまで繰り返すようでした。

強迫は大変苦しいものなのですよ。彼の症状は、所構わず起こります。たとえば、お父さんの車に乗るときも降りるときも、お風呂や歯磨きや排便のときも起こります。排便などは家で行うと確認がひどく大変だから、家のなかよりも確認が少し軽くてすむ外で行うというような工夫をされていました。家族は確認に巻き込まれてしまっています。彼が一人で確認しているときでも、近くをお父さんやお母さんが通ったりすると、「邪魔した」と大声で怒り出し、叫んで、それでまた確認がひどくなっているようでした。一人で確認しているときも、上手くいかなくなると両親にも同じように確認を強いるということでした。

ときどき、母親に「止めてくれ」と頼むことがあるそうで、そのとき「止めなさい」と言うと止まることもあるそうです。でも、ほとんどの場合は確認がかえってひどくなるそうです。確認がひどくなると、唸り声から大声になり、その声が近所に響きパトカーが来たことが何回もあったそうです。母親の表現によると、「手にもったものが落ちたと言ってわめき、上手くいかないとはじめからやり直し、その繰り返しで一日がつぶれる」という状態のようでした。その話を聞きながら、クライエントも苦しいだろうけれど家族も、それから近所の人も大変だと思いました。

家族

家族は、この初診時の四年前にお父さんが定年退職され、郷里に帰られていて、初診時は、両親とBさんの三人暮らしです。お父さんは、長期の出張の多い、いわゆる企業戦士だったようです。お母さんは、被害妄想や幻覚がときどきあって服薬中です。彼は、障害年金を受けています。

生育・生活の経緯

二二歳頃まで

吸引分娩で、歩き始めや首据わりは大体順調ですが、発語は二歳でかなり遅かったようです。

お母さんは、この子の言葉の遅れや動作の遅さに気づいて、相談に行っていますが、躾の問題として説明を受けていたようです。幼稚園の頃から緊張が強く萎縮しがちでしたが、普通学級に入学しました。小学校三年のときに養護学級への変更を母親が申し込んだらしいのですが、叶わなかったようです。五年生頃には彼は学校ではものを言わなくなり、中学になると学校に行かなくなっています。ときどき、養護室登校はしていたようです。この頃から初診時に訴えられていたような確認、パニックが目立ち、家で困るようになったといいます。一五歳のとき、児童精神科病棟で一年間入院治療を受けています。その後もひきつづき薬を服薬していたようです。この入院治療後は少し症状が落ち着いていたようです。しかし、またまただんだん混乱して、一、二年後には強迫症状や母親への暴力がひどくなってきたようです。デイケアに参加したりしていたようですが、家庭内での暴力や大声、母親を巻き込んだ強迫症状はだんだんひどくなったようです。そのため、母親との分離の目的もあって、二二歳時に施設に入所しています。入所後は、比較的安定した状態が続き、ときどきは所外の作業などにもついていくことができるくらいになっていたということです。

両親との離別、郷里への移転

ところがBさんが二六歳のとき、父親が定年になり、両親が彼を施設に入所させたまま故郷に帰ることになると、彼の強迫症状はまた強くなりました。強迫症状があって夜中まで寝ないことが続いたり、食事ができなかったりするようになり、家にも「助けて」と電話がかかるようになり、彼は施設にいることが難しくなりました。こんななかで両親が転居して二年後に、父親は自分がみよう、と考えて、彼を故郷に連れて帰りました。しかし、両親のもとで生活するようになっても症状は軽くなりませんでした。確認に家族を巻き込みパニックになり、大声で叫ぶような毎日が続きました。父親も母親も一生懸命なんとかしようと努力され、とうとう父親が包丁を持ち出して彼の大声を止めようとしたり、母親が自分の洋服を切り裂いて確認を止めさせようとしたり、と切羽詰った状態になってきました。この頃もいくつか病院を受診していますが、上手くいかなかったようです。そんな状況のなかで、母親が通院しているクリニックの医師から紹介されて来院した、という受診までの経緯です。

Q&A 質疑応答——出来事についての確認

下山　母親の統合失調症はいつ発症されたんですか。父親は、息子がこのような状態で、しかも母親が統合失調症でも、働き続けていたんですね。

山上　いつ発症かは聞いていません。若いときからではないかと思います。しかし、お母さんは、家事など生活することには特に問題はなかったようです。子どもの面倒もよくみられています。父親もずっと働き続けてこられたし、立派ですね。私がこの治療を進めるときにお父さんを治療に入れようと思ったのは、父親の気持ちを考えてのことも少しあります。お父さんは、仕事に忙殺されていて仕方がないことだったのでしょうが、やはり気にかかっていただろうし、母親にまかせていることを気にかけていたところもあるだろうし、遠ざかっていた気持ちも少しはあったかもしれません。父親が自分でみようと決心したのには、その経緯も少しは関係していると思うのです。そんなところもあって通院治療の方向にした、ということもありますが、それは後でまた述べます。

受講生　施設の入所は、誰が判断されたことですか。

山上　当時の主治医が、母親との分離が必要だと判断をして決めたようです。彼は、入所してしばらくは良い状態で落ち着いていたようで、その判断は、その時点では良かったのだと思います。

受講生　両親が故郷に戻られるときにいっしょに移ることは、難しかったのでしょうか。

山上　お父さんが述べられたことから見ると、自分たちが年をとっていくという将来的なことを考えて、施設に残したのだと思いますよ。

3　初診（初回面接）時の対応

治療の対象化――苦痛に焦点を当てる

こういったことを両親、主にお母さんが、少しわかりづらいところもありますが、熱心に述べられます。診察は、私の前にお母さんがいて、その横にBさん、そして少し離れた端っこの窓際にお父さんが、険しい、つらそうな、絶望的な顔をして座っています。若い医師が私の前に予診をとっているのですが、そのときクライエントは、嫌がって外に出て行ってしまい、面接ができなかったようです。

しかし、私の診察のときは、彼は大体機嫌が良かったです。親がこれまでのことを述べている横で、クライエントは少し緊張した様子で座って聞いていました。そして話に「うん」と頷いたり「違う」と言ったりして首を横に振ったりしました。私は彼が「違う」と言うときには、そのつど彼の意見を聞きました。

クライエントはちゃんと診察を受けてくれ、意見も言えることがわかりました。私は彼に、「確認すると気持ちが良いの？」と尋ねましたら、彼は少し首をかしげて考え、「しないと落ち着かん」、「したくなる」と言います。また、「していると苦しくなる」とも答えてくれました。そこで私が「苦しくなるのだったら、止められたらいいね」と聞くと彼は、「止めたいけど止められん」と緊張して答えました。ここが治療の一つのポイントですね。「止めたいけど止められない」のですから、私は彼に「止めたいものは、止められるようになるといいね」と言いました。すると彼は「うん」と頷いてくれました。彼は、ちゃんと自分のことについて考えていることがよくわかります。

彼は、長い間精神科にかかっているのですが、医師の前で発言したのは、この私との診察がはじめてだったようです。親は、彼のその様子を見て少しびっくりしたようです。

お母さんは、今までいかに非常に大変な状態であったかを語りました。そして、「お父さんは今までいっしょにいなかったので、（彼の強迫に）慣れていないし対応が悪い。それでこの子は悪くなっている」とも言いました。お父さんは「母親の対応がかえってこの子を増長させ、悪くしている。もっと厳しくしたらいいと思う」と言っておりました。私の前に予診があったりして、ずいぶん時間が長くかかっていましたが、父親は、そのことにも不機嫌な様子でした。そして父親は、家ではどうしようもないと諦めていて、入院治療を希望し、入院させて良くなったらまた元のホームに戻すという意見のようでした。

ところが「入院」という言葉が出た途端、Bさんは興奮して、首を強く振って入院に反対の意思表示をしました。予診でも、入院が話題になった途端に飛び出して、車のなかから出てこない状態になったようでした。

さて、訴えられている問題は、一つは、長く続く儀式的なひどい強迫症状があること。二つめにはそれに続く大声と興奮。そして三つめには親がそれに巻き込まれて疲労している状態にあることです。この三つを軽くするのが、差し当たりの治療の目標となります。

私はどのようにして治療の状況を作れるのかと考えました。

Bさんは軽度の発達遅滞と発達障害とがあり、興奮しやすくパニックを起こしやすい。パニックは長く続く。Bさんは入院をとても嫌がっている。無理矢理の入院になると、当分パニックが続くだろうし、それはとても気の毒なことであると思いました。また、入院しても、いずれ落着いて退院になるだろうし、そのあと、またどこかに適応の場所を見つけないといけない。そこでもまた適応の努力が要るしパニックにもなるだろう。そういうことを考えると、入院させることが、あまり治療的であるとは思えませんでした。

それからもう一つ、私はお父さんのことが気になりました。お母さんは、今まで一生懸命この子の世話をしてましした。しかし、お父さんは仕事で外にいました。暗い絶望しきったような顔をして座っておられるお父さんを見て、入院させることが父親にとっても本当に良いことなのだろうかと考えました。お父さんは、家族を顧みないようにして働かなければならないときもたくさんあったと思うし、これからは子どもの面倒をみようと決心したわけですね。家族との関わりについていろいろな思いがあったと思うのです。そして、子どもの面倒をみようと決心したけれどうまくいかなく入院させることになるとすると、父親の気持ちはどうなるのだろう。無力感一杯だろうし、自分自身への思い方は悲しいものではないだろうか、入院させることが父親を幸せにすることにはならないのではないかとも考えました。父親はすでに六〇歳代終わりになって、そんなのちょっと悲しいなと思いました。そんなこんなで入院が良い方法とはとても思えず、外来でなんとかするしかないのではないか、頑張って外来で治療しよう、と考えました。

そこで家族に、「外来で治療できますから通院してきてください。長期的な方針は少し落ち着いてから考えましょう」と伝えました。そして彼には「あなたがしたくない確認をしないでいいようにに治療しようね」と伝え、「一週間に一回来てね」と言いましたら、彼は「うん」とにこにこして、本当にほっとした様子でした。彼が、これまで医師と話したのはこのときがはじめてだったということでした。そのこともあったからだと思うのですが、家族も通院に納得されました。

Q&A 質疑応答——マクロな分析の必要性

受講生 入院か外来か迷われたときに、先生は、パニックの危険性やお父さんの状況をいろいろ考慮されていますね。そういう先生の考えたことは、説明には使わないのですか。

山上　使いませんでした。「外来で落ち着きますから」と言いました。

下山　前回の講義のなかにミクロな分析とマクロな分析というお話がありました。家族の状況を含めて問題の全体を見ていくことが、マクロな分析ということなのでしょうか。

山上　そういうことになりますかね、問題の全体を見ることですね。しかし、ミクロな分析で症状をしっかりと見ないと治療の方向や方法はわかりません。

受講生　お父さんは入院を希望されていましたが、通院を承諾される見通しがありましたか。

山上　お父さんは、とても疲れていましたし、これまでの努力をとてもむなしく感じられていたと思います。だから、非常にサポーティブな引き受けるような対応が必要なのでそうしました。お父さんはＯＫされるだろうと思いました。治療するとき、親の気持ちや親が置かれている状況、そういうことを含めて環境を支持し整える必要があるのです。

4　治療過程

治療的介入の開始——初診時

行動分析と、それに基づく指示

このようにして治療を始めることになりました。具体的な介入方針を立てるためには、症状の行動分析が必要となります。この人の強迫症状は、まず決まりきった儀式的な確認があります。しかし、このときも確認を始める前からの緊張があります。そして緊張して、確認することで確認の興奮はますます高まっていきます。しかし確認を止めようと思うとさらに高まっていきます。強迫性障害の大半は、まず強迫観念が浮かんできて、不安になって確認するというパターンが多いのですが、彼の場合はまず確認行為が出て、それをさらに強めているのは緊張感でした。

両親の心配が強いのに外来通院にしたわけですから、それができるように最初から確認を少し軽くし、両親の心配を高めないようにすることがまず必要です。そこで初診時から、彼につぎのように確認の仕方を指導しました。

彼は確認を始める前から緊張していることがわかったので、落ち着いて確認を始めればパニックが軽くてすむのではないかと考えました。また、彼は確認を止めようと努力していますが、その努力がかえって興奮を高めて叫び声になり、さらに興奮が強まっているところがありました。その観察から落ち着いてゆっくり確認できれば少し良いのではないかと考えました。そこで私は彼に、「深呼吸を三回ゆっくりと繰り返してしよう。落ち着いて気持ちがゆったりなったと思ったら、それからゆっくりと確認しよう。ゆっくり確認したら、一回でいいと思うよ」と言いました。彼にはリラクゼーションの訓練などはとても難しいですね。

彼の確認は、確認に両親を巻き込み、それが確認をますますひどくさせているというところもありました。そして親も疲れ果てていました。私は、彼に「お父さんやお母さんが側にいていっしょに確認すると、あなたは落ち着くの？　それとも反対に気が散るの？」と尋ねてみました。彼はちょっと考えていましたが「いると気が散る」と言いました。そこで、私は「確認は一人でしよう」と彼に伝えました。彼がすでにどこかでわかっていることを治療指示にして明らかにしているわけですね。

そうして診察室のなかで深呼吸をする練習、ゆっくりと確認をする練習を私がモデルになって行い、それを彼にしてもらいました。彼は、楽しそうに笑いながら確認の練習をしました。ここで私が行ったことは、確認を誘い出したり強めたりしている興奮をできるだけ少なくすること、強迫症状に意図的な部分、すなわち深呼吸とゆっくりと確認すること、を追加すること、でした。

これは、確認に意図的な部分を入れることで、確認を自分のコントロール下にするような準備をしたわけです。また、両親には「確認が始まりそうになったら、Bさんを残して急いでそこから離れるように。確認が長くなったり大声が出ても口出しや手出しをしないように。Bさんが『止めてくれ』と言ったときだけ、穏やかに一回だけ『止めよう』と言うこと」と具体的な指示をしました。ここで私がしたことは、次の三点です。

一　強迫場面の緊張を軽くすること
二　強迫症状を強める、あるいは混乱させる可能性がある状況を除くこと
三　親の苦痛を軽くすること

これが初回診察で行ったことですね。初回診察で治療の大筋が決まるのですよ。これでつぎの来院までは大丈夫だろうと思いました。

この後は、週に一度の頻度で外来通院治療をしました。強迫症状に関してはおおむねこの方針を繰り返しています。それに生活上の問題は、そのつど取り上げて、対処の仕方を学習できるような方針で、行動療法のいろいろな技法を工夫しながら用いて治療を続けました。

Q&A 質疑応答——初回から介入して良い

受講生　初回から介入されているのは、たとえば事故の危険性などがあるからですか。

山上　問題がわからないときに、焦って初回から介入することはないと思うのですが、問題がわかれば、初回から介入します。この症例では、やはり家族が疲れていたので、事故予防ということも少しありました。家族が安心できるようにすることが必要でした。

受講生　深呼吸はすぐに慣れましたか。

山上「いっしょに深呼吸の練習をしよう」と言いながら行いましたが、できることをすればいいわけね。緊張に対して筋肉弛緩とか、強迫症状に曝露反応妨害法という介入技法があるんだけど、この人には使えません。難しすぎます。この人の強迫症状は、興奮が強迫行為を引き出し、強迫行為をしながらさらに興奮が強くなる。止めようとするとさらに興奮する。そんな状態でした。そこで、まず、興奮を少なくすると少しは楽になるのじゃないかなと、考えたわけですね。この人が少しリラックスするためには何ができるか考えて、一番できそうなのが深呼吸の練習ということだったのですね。彼は楽しげに練習しましたよ。

Q&A 質疑応答――質問することが介入になる

受講生　クライエントが興奮したり、強迫行動を始めたりしたときには親は離れるという判断ですが、クライエントが「親がいると気が散る」と言ったことで、そのような判断をして良いのでしょうか。自分なら、本当に大丈夫かなと思ってしまいます。

山上　具体的な状況の分析が判断の基になっているのですよ。行動分析ですね。混乱しているから親から離れる、のではないの。彼は、「親がいると気が散る」と言い、「離れたら落ち着く」と私の質問に答えています。それを受けて「離れようね」と伝え、彼自身の意志行動としています。常に本人にとってどうであるのかを行動の分析をすることで確かめる必要があります。

受講生　もしクライエントが、確認を一人でするのが嫌だといったら、それはそのときに考えられるのですか。

山上　考えますね。しかし、混乱がどうなって起こっているのかを分析判断してのことだし、それは患者に確かめながらだから、クライエントがノーということはまずないと思いますよ。それに、クライエントが「うん」ということを予測できないと、この質問はしていないと思いますよ。そうすることが混乱させる可能性がある場合には、もちろんこの指示はしないでしょう。
治療的な質問は、答えを予測した質問が必要ね。現象から仮説を立てて予測して方針を決めて、それを確かめるようなつもりでの質問や指示なの。これまでの経緯から、現象から予測されたものですね。このような質問は、治療的介入に入りますね。

下山　質問には、対象を理解するための質問と、介入のための質問の二種類があるように思います。「お父さんやお母さんが側にいて、いっしょに確認するとあなたは落ち着くの？それとも反対に気が散るの？」という質問は、一見対象を理解するための質問のように見えて、実際には、介入のための質問なわけですね。介入というと、セラピストから切り込んでいくような印象があるんですが、そうではなくてむしろ質問を通していっしょに動き出すような感じですね。

山上　そうね。介入は、クライエント自身が「こうしたら上手くいきそう」という感じを、どこかでもっているところを援助するようにすると上手くいきます。そういうところを質問の形にして明らかにしたり、強めたりしていくのですね。

治療開始後一カ月――モニタリングの導入

初診での治療の方針に大体沿って、それにその時々でもちあがった生活上の問題も対象にして、対処の方法や生活の工夫を考え、行うことを繰り返して治療していきました。最初の一カ月間は四回来院しています。まだ家族は不安そうでしたね。お母さんは、大学ノートにぎっしりと経過を書いてこられました。そこには、診察日のあと三日くらいはいいがそれが長続きしない、強迫に家族が巻き込まれる、Bが喚く、といった苦情が書かれていました。私は、ともかく、今まで悪いばかりだったのが、診察のあとの三日くらいは少し良い。これは変化があったと考えました。そしてその変化が家族にも本人にもよくわかるようにすると、彼らの努力が報いられて良いのではないか、状況もさらに良くなるのではないかと考えてみました。

そこでつぎのようにしてみました。一つはお母さんのノートの最初に毎日つぎのような評価を書き込んでもらうようにしました。確認と大声と暴力について、それぞれ○、△、×で評価してもらうようにしました。たとえば、「大声については一時間以上の大声は×、大声がないときは○、中間は△。確認については、三時間以上続くのは×、一時間以内は○、その間は△」というように決めました。日記風にすると悪いところばかりを書きやすいですね。そうなると、少しの変化がわからなくなる。そこで簡単な○△×方式の評価を追加したのです。モニタリングを行ったわけですね。それで良い変化をみること、また、変化がわかって自分たちの努力が報いられて元気を出してもらうという目的でこの方法を使いました。

治療開始後二ヵ月——治療の対象の拡大、自己コントロール感の育成

二ヵ月目に入ると親の巻き込みが少し減ってきて、強迫行為が目立たない時間が少し続くようになっています。大声も少なくなってきたようでした。行動療法は、引っ張って変えていくのではなくて、ちょっと生じた変化やその兆しに目を向けてそれを育てるような治療方法なのですよ。少し変化してきたところをよしよしと育てるようにするのですが、そこでつぎには少なくなってきている大声を対象にして「大声を少なくしてみよう」と治療の対象を追加しました。

クライエントによると大声は、一人で確認をして止まらなくなったときにそれを止めようとして、「馬鹿！　畜生！」と言い出して、だんだん大声になっていくようでした。そこで私は彼に「『馬鹿！　畜生！』と言うとあなたは落ち着くの」と聞きました。すると彼は、「いらいらする」と答えます。そこでさらに、「いらいらしたら確認はどうなるの」と尋ねると、「止まらなくなる」と言います。この会話から、「確認は黙ってするほうがいい」とクライエントも私もわかったわけですね。そこで彼に「確認は黙ってしよう」と教示を追加して、次回までの宿題にしまし

た。

いつもクライエントが困っていると自覚しているところに焦点を当て、そのなかの自然に変化していているところに気づけるようにする。大声を出さないほうが良いことに気づけば、そこではじめて「確認は黙ってしよう」という指示が効果的に用いられるのです。そうではなくて総論的に「大声はダメ」とか言っても、そんなのは治療にはなりませんよ。それは、外からの治療になって本人には届かない。クライエントが気づいているところ、動いているところに、丁寧にそっと沿っていくと、クライエントの力が出てくるのですよ。

このようにして彼に、確認は自分でしたいようにするコントロールできるものである、という感じをもってもらうようにしていきました。初診から二カ月目の終わり頃には、「確認は、いらいらしているときには、ちょっと休んでからするとすっきり上手くいく」と言うようになりました。強迫症状を自分のこととしてコントロールできている感じが少し出始めたようでした。そこでつぎには、このコントロール感を頼りにして「いらいらしているときは確認を始めるのを延ばしてみよう」と教示しました。クライエントがすでにそうしたほうが良いとわかっていることを言葉にして指示したわけです。お母さんによるとこの頃から「確認のことが気になるけど、今は調子が悪いから明日にする」と言って、簡単な確認なら延ばすことができるようになってきました。

治療開始後三カ月——デイケアへの参加、新たな行動の形成

三カ月過ぎた頃、正月で通院が三週間あいています。でも、その間に大声は出ず、父母の巻き込みも少なくて静かに過ごせたようでした。ここで私は両親も彼らだけの時間がもてるほうがいいのではないかと思いました。そこで、彼をデイケアに誘いました。これがそのときも現在もとても役に立っています。デイケアに参加した当初は、緊張して二週間くらいは大声や親の巻き込みが少し出ています。しかし、このとき両親は「新しいことを始めたので少し興奮しているのだろう」と落ち着いておられました。

彼が病院のデイケアに通うようになってから、両親は、彼を朝病院まで送ってきて、病院の近くにもっていた土地で畑作業を始めるようになりました。そして、夕方彼を迎えに来るという生活をされるようになりました。

彼は強迫症状に費やす時間が少なくなりました。そこで私は、彼が家族の一員として何かできることをしたら良いのではないかと思いまして、このことを両親に相談しました。私は、彼が前にモップ掛けをしたと喜んで話したことを思い出して、家でもモップ掛けするところがあるのかと彼に聞いてみました。そして、「玄関と自分の部屋のある二階に行く階段のモップ掛けをする」ということになり、家族の一員としての仕事として、週に一度モップ掛けをする、とまた指示を

しました。するとお母さんは、彼のモップ掛けの日課表を作り、できたときには○をつけるようになりました。その後も自分で庭の草取りの手伝いをすると言い、それも日課表に追加したりして続けておりました。

治療開始後四ヵ月——家族の会話訓練

そのように、そこに出てきた問題をそのつど取り上げて、それを治療の形にしていったのですが、四カ月過ぎた頃、面接のときに母親が「今朝、久しぶりに大声が出た」と私に報告しました。すると彼は「小さい声にしたよ」と反論します。私は、すかさず「頑張ってるね」と言いました。小さい声にしたというところが彼ができたことなのですね。大声にしないようにコントロールしたところなので、そこを「頑張ってるね」と取り上げて強化しているのです。治療では、ささいなところのちょっとした支えが必要です。

なぜその日に限って大声になったのかを聞いたところ、彼は「頭がぼんやりしていたから」と答えました。そして「いつも夜一〇時くらいに寝るのに、前の晩はテレビを観て二時に寝た。睡眠不足だった」と言いました。そこで私と彼は、「寝不足は確認に悪いので一〇時頃には寝ることにしよう」と約束をし、コントロールの項目を追加しています。これもプロンプトという技法を用いていることになります。このように、そこであったことを取り上げてそれを治療として形作っていくのです。常に観察し、考え、治療に組み込んでいく。治療は外から入れるものではなくて、そこにあるものに注目して作り上げていくものなのです。

この頃、両親が彼の機嫌の善し悪しと確認行為との間には関係がありそうということを、面接で話題にしました。不機嫌なときに確認がひどくなるようでした。お父さんは、「彼は親の話が難しくて、それで混乱したりする。それに、彼の話を親が途中で遮ったり、話と違うことを言ったりするときに、彼は不機嫌になり、確認が出やすくなる」と述べました。そこで両親の、彼との話の仕方を治療の対象にすることにしました。ここでは、両親の、彼とのコミュニケーションの仕方の学習が治療の目標になったわけですね。

実際にどういう会話のときにどういうことがあって、彼が不機嫌になり確認になっているのかということを家族に報告してもらうことにしました。それは、たとえばこんなことでした。デイケアでA市のA公園に行くときに、彼が、「B駅まで行ってそこから駅員さんに聞けばいいの」と家族に尋ねました。すると母親が、「C駅までバスで行って、そこからA公園に行くバスに乗ったらいいよ」と言いました。本当はこのほうが近いのですけれど。しかし彼は、そのように話の筋が異なると混乱してしまい、不機嫌になってしまいました。このような混乱は障害があるときによく見られますね。そういうとき、どうしても別のルートを教えたければ、話題が落ち着いたところで、「こういう方法もある」と付け加えるのが良いわけです。そこで実際にクライエントが混乱して不機嫌になった話題を取り上げて、家族に彼との混乱しない会話の仕方を練習してもらうことにしました。ソーシャルスキルズ・トレーニングの一つの会話訓練ですね。このときには、両親がクライエントです。そのなかで両親は「そうだねえ。いつも自分たちは難しいことを言って、彼を混乱させてしまっている」と、しみじみと語りました。

その後、大声はほとんど問題にならなくなりましたし、家族の巻き込みも問題にはならなくなりました。確認も随分短い時間ですむようになり、確認はあるにはあるけれども、したいようにする確認になってきました。初診時には絶望感が露わだったお父さんは、積極的に治療に参加なさるようになりました。たとえば、食後の強迫儀式でも、「皿の数を少なくしたらいいかもしれない」と考えて、大皿のなかにおかずを盛りつけるような工夫をされたり、それに対してBさんは「これなら一度ですむ」と喜んだりで、面接の場面もとても和やかになりました。

治療開始後五カ月から七カ月――患者と家族の変化

五、六カ月後には、彼は「僕は良くなるんだよ」と嬉しそうに言うようになりました。七カ月過ぎた頃、お母さんが「前の病院では良くならないと言われた。こんなに良くなるとは思わなかった」と涙ぐみます。お父さんは、「こんな日が続けば、いっしょにいるのが楽しいし面白い」

と言われています。また、「シンプルにすれば良いということがわかった。考えたら自分たちもそうだ」と和やかに語っています。

この人は、身辺の洋服や食器の後始末のような、生活技術ができていませんでした。親はもう高齢です。彼はそのうちまた施設での生活になるでしょう。そこでは、自分の身辺の整理など基本の生活技術が必要です。使った食器を台所に持っていく、脱いだ洋服はたたむかハンガーに掛ける。そんな、どこで生活していても必要な生活技術の訓練を行いました。また、父母が用事で家を空けなければいけないことも出てくるので、一人で留守番をすること、緊急時の病院への連絡、コンビニでおにぎりを買う、戸締りをする、といった生活技術の訓練も行いました。

その後私は主治医でなくなり、治療はデイケア中心になりました。そのなかで彼には仲間ができて、仲間といっしょに旅行したりできるようになっていました。父親は、「自分たちが面倒をみることができなくなったら、グループホームのようなところに住ませたい」という希望をもっていました。現在、彼はそこで元気に生活しているようです。

Q&A 質疑応答——家族の力を引き出すコツ

下山　家族の力をどのように引き出すかがポイントだと思いました。そのような力を引き出すコツはなんでしょうか。

山上　良い悪いという見方は役に立ちませんね。外から何かを付け加えるとかでなくて、そこで一生懸命に生活しているところに力を見つけ出すようなことが大切なところだと思います。親は一生懸命頑張っているわけで、「巻き込み巻き込まれているから親が悪い」という方向は治療にはなりえませんね。どのようなことでも現状のなかに力を見つけるのですね。「こう考えている。こういうようにしている……」というのが現状で、それをよくよく見ることですね。それは力を見ることなのですよ。「良い悪い」という見方は役に立ちません。まず「こうしている、こう考えている……」と素直にとることでしょうね。それは、行動をよく見るということなのです。考えているということももちろん行動ですし、行動としてとることなのです。「これをこう考えて、こうして、そして……」と、見れば良い。講義1で話したように、刺激‐反応でとる精神活動を行動と呼んでいるのです。そのなかには、認知も感情も行為も活動もなにもかも入っている。そういう、ここでいう広い意味での行動を具体的にとると、そこに力を見ることもできます。しかも、刺激‐反応は連鎖だから、反応はまたつぎの反応の刺激になって……、とすべて関連し合って連結しているのです。その力の方向を変えていくのです。

下山　刺激‐反応を通して人間は相互に関連し合っているというのは、なるほどと思います。刺激‐反応のなかで起きる行動には力があり、その力が相互に関連していると見ればいいんですね。

山上　そうですね。そのようにとらえて力を汲み上げているのです。私たちは、そういう刺激 - 反応の連鎖のなかで動いているのです。私は、今しゃべっています。言葉に出す、そして皆さんの反応をみる、それがまた刺激になって私の思考が、思考だけではなく体感も、感情もなのですが、動く、そしてしゃべる、皆さんの反応をみる、それもまた刺激になって私はさらに反応する。また、自分でしゃべった言葉にまた反応する……といった刺激 - 反応の連鎖のなかにいるのですね。私たちは、そうして生きている。

Q&A　質疑応答——悪循環を変えるコツ

下山　そのように刺激 - 反応の関連で起きている行動に力を見たとして、その力の流れをどのように変えていくかという部分をもう少し詳しく教えて下さい。問題が複雑になっている場合には、悪循環が起きているということですよね。その流れを変えるコツをどのように考えておられますか。

山上　初診時には、クライエントの強迫症状が問題になっていて、家族がそれに巻き込まれているという関連がありました。そこで主な問題のクライエントの強迫症状を治療したのです。治療で強迫症状が少し軽快して変わると、家族も変わっていった。これは当たり前のことですね。しかし、変わらない問題もある。クライエントに発達障害があるということは変わらない。親が高齢であることも、母親が少し病的であることも変わらない。変わらないことはたくさんある。しかし、そのような変化しないことがあるにしろ、問題になっている強迫症状を少し変えたら、家族も穏やかになり、混乱することもなくなり、力尽きていた父親が積極的に家族のなかに入ってきて、家族全体が変わってきた、と見ることができますね。コツなどというよりも、やはり困っているところを、少し困らないように、コツコツと援助、治療していくことでしょうね。

Q&A 質疑応答——家族の変化は、どのようにして起こるのか

受講生　治療の方針を話すときに、クライエントがその場にいたかと思いますが、そのような場合に注意するのは、どのようなことでしょうか。

山上　クライエントがいてもいなくても、みんなの自尊心を失わないようにすることでしょうね。責められるとか責めるという格好にしないことです。そんなことを治療の枠のなかに入れてはだめですよ。間違いなんだから。治療は、「……が悪い」という格好では決して

進みません。ただ、こうなっているというように、穏やかに行動の連鎖として理解していくことです。症状でもなんでも、そこにあることがらはみな必然性があるのですよ。その必然性を見ることが必要なのです。

受講生　具体的に行動をとっていくことで、どうして両親の話し方が変わるということになるのでしょうか。

山上　それは、具体的に行動をとるということは、そのままを、ああそうかと理解する方向にあるからですよ。そして治療の方法は、自然発生的に出てくるはずのものに注目することではないかと思いますよ。朝大声が出たときにクライエントは「寝不足だから」という。それで「寝不足は確認に悪いから夜一〇時には寝よう」となった。会話の仕方を話題にして、混乱したときの行動を具体的にとると、母親は自分たちの会話が彼を混乱させているということに気づくわけですね。「親が混乱させているのか」という質問からそうなっているのではないのです。できているところを掬い上げていくのです。そこに、力を見るのですね。

受講生　自然発生的な変化を起こすためには、セラピストが心得ておくことはどのようなことですか。

山上　セラピストは、いつも「こうかな、ああかな」といっぱいイメージし、考えていることでしょうね。会話のなかで話題を掬い上げるわけですね。だから、セラピストのほうがいつも、あれこれいっぱいイメージをもっていると良いですね。そうすると、クライエントのちょっとした言動をすっと掬い上げられやすい。あなた方は今はまだちょっと難しいと思うけど、患者さんを丁寧に診ているうちに少しずつできるようになりますよ。

Q&A 質疑応答——家族システム論について

下山　家族に介入する場合、最近では、いわゆる家族療法のシステム論がとても強調されています。いくらクライエント個人が変わっても、家族システム全体が変わらなければ、最終的には変化は起きないと言われたりします。だから、「システムそのものに介入しなければだめだ」と言われることも多いと思います。その場合、まずシステム全体を揺さぶろうという発想があると思います。しかし、このケースで先生がとった〝できるところから始める〟という方法は、それとは、逆の方向ですね。

山上　システムは個人と個人の間でも、集団と集団の間でも、あるいは個人と集団の間でも関連し合っているわけだから、一人が変わるとシステムはどこか少しは変わるでしょうね。それとも変わった個人はシステムから飛び出すのかしら。力が弱いとシステムにまた埋もれるのかしら。システム論はよく知らないけれど、患者さんが良くなると家族も変わってくるというのはよく経験しますね。子どもが良くなったら家族もそれなりに落ち着いてくる。

臨床は、目の前にあるもので治療するしかないのです。家族の他のメンバーのことを知らされないままで治療しなければならないことも少なくないです。臨床現場は、あるもので治すのです。家族が来たら家族に説明したりお願いしたりする。親だけ来て患者が来ないこともある。それでも来た親に対応するし、それで少し良くなる可能性に期待します。あるもので治療ということです。

システム論に反対するものではありません。でも、システムを変えなければ個人が変えられないという一方向の意見があるとすると、それは少し窮屈ですね。個人にもシステムがあるし、治療ではそのいくつかを扱っているのですね。一つが変わると他のところにも変化を及ぼす可能性があります。個人が変わるとその個人をつつんでいるシステムも変わる可能性もあるし、その逆もある。一つのシステムが変わると他のシステムも変わってくるし、まさに立体的な刺激‐反応連鎖ですね。個人は全体の一部をなしているけれども、全体も個人の一部をなしているものですね。

講義7

コミュニティで行動療法を活用する

1　日常臨床で必要なこと

日常臨床こそ、行動療法が目一杯使えて役に立つ場所です。日常臨床は忙しいです。いろいろな症状をもつ患者さんやその家族が、各々の問題をもってきます。行動療法の考え方や方法は、そんな場面にこそ活かされます。「問題はどのようなことかしら？　どのようにしてあげれば良いのかしら？」と、そこで考えながら治療を作っていくのです。忙しい日常臨床のなかでは、「問題は何か」ということを抽出する能力がとても必要です。そして、そんな臨床のなかでこそ技術が研けます。強くなります。「この人は何を訴えているのか。どのようにしたら良いのか、満足してもらえるのか」と考えながら話を聞くのです。話を聞きながら考え続ける。訓練がいることですよ。

最初のうちは難しいと思いますが、技術は訓練して自由に使えるように身につけていくものです。そして、日常臨床が忙しいから治療が難しいというのも大間違いです。そこで通用するいろいろな方法、技術を身につけなければならないのです。あなた方は私の症例報告をいくつか読んだことがあると思うけれど、それはみんな忙しい日常臨床のなかのものですよ。そういう臨床をしていると、技術は上達していくとも思うの。

技術を身につける

行動療法を日常臨床で活用するためには、技法とそれを用いる技術を知っておかなくてはなりません。それは勉強して訓練して身につけていかなければいけないことがらです。行動療法では、そこで不可欠な〝刺激 - 反応分析〟を使えなければいけないのです。いろいろな技法も知っているはずのものなのです。とくによく用いられる代表的な技法や自分の臨床でよく用いられるはずの技法は、わかっていること。それらを技術としてもっていて、そして日常臨床で活用するのです。当たり前のことですね。専門職なのだから。

そして経験の最初のうちは、時間がかかっても、しっかりと治療するという体験をすることが大事です。しっかり援助しなければならないのです。「こうだからこうしてこのように治った」というように自分で考えられなければいけません。最初は上手くいかないことが多いでしょう。それでも自分の行ったことをよく考えて、どこが不都合だったのか、どうすれば良かったのか、と経過を自分の行ったことと関係づけて見直すこと。これをおろそかにしてはいけません。そして、しっかりと基本の技術を覚えること。日常臨床には実にいろいろな問題が上がってきます。

たとえば、薬を飲まない人にどのように援助したら薬を飲んでもらえるか、通院がしにくい人にどのようにしてあげたら通院してもらえるのか……。こんなこともとても大切なことです。日常臨床で上がってくるいろいろな問題に対して刺激‐反応の分析をして、対処法を考えるのです。技術をしっかり自分の身体の内に入れること。そして上手くいかなかったときは、そのことを自分の援助行為と関係づけて見直すこと。そんなことが必要ですよ。

それに、よくわからないまま良い臨床ができるときもあるの。もちろんその臨床も、自分でよく把握し直すことが大切ですよ。こういう聞き方をした、そうしたら、このようなことがわかって状況がこう変わってきて、良くなった。あの聞き方が良かったのか、というように自分の良い体験も覚えておきましょう。成功もおろそかにすませないことね！

失敗するとそれがずっと気持ちに残るじゃない。失敗したことを繰り返して考えてみても失敗したことしか学べないかもしれない。だから成功したところをよく覚えて、そこを考えることが大切です。これもやっぱり良い治療ができるようになるために必要なことなんですね。それから他の人の臨床で上手くいっているケースもよく見ること、それも役に立ちます。

治療者は自分自身がわかる言葉を用い技術を使う

日常臨床で行動療法を活用するとき、言葉の使い方にも注意しましょう。臨床では、いろいろ言葉があります。用語があります。用語はよく理解した上で使うことが大切です。難しい言葉をよくわからないまま何となく使うとそれが混乱を招くことがあります。自分がわかったことをわかった言葉でクライエントに説明する。わかった言葉だけを使って説明するようにして下さい。用語はわかって用いること。これも覚えていてね。そして、そんなことは言葉だけに当てはまることではありません。治療技法についても、吟味しながらわかって使うのです。そうすると他のこともわかりやすくなる。このとき、できたら体でわかるようなわかり方が長持ちしていいですよ。

言葉も臨床も、理解できていることを一つずつ増やしていけば良いのです。難しい言葉を使って一見格好よく思えるかもしれないけれど、わかったところをじっくりとまず身につけてほしいな。

臨床は現実だから、治療者がわかる言葉を使う。難しい言葉は、難しいと思うこと。技術は自分の身の内にするものだから、自分を中心に考えることが必要です。

Q&A 質疑応答――自分でわかる言葉を使う

下山　難しい言葉や概念などをわからないまま使わないというお話でした。私も、若い頃は、一生懸命、対象関係論の何々といった、理論の難しい言葉を覚えて、理解しようと努力した記憶があります。もちろん役立ったことはあります。しかし、かなりエネルギーを使ったわりには、なかなか臨床実践に結びつかなかったような気がしています。とくに精神分析の言葉は、翻訳ということもあると思うのですが、日常語から離れた抽象語のように感じます。

山上　行動療法だって同じです。難しい言葉でもだんだんと努力して理解していかなければいけません。しかし難しい言葉は難しい、今はわからないと思っておくことが大切です。技術を覚えていくときは、そのような意味での素直さや〝逞しさ〟が必要です。結局は自分のものにしなければいけないのですからね。治療法は自分のものにしないと役に立たないわけでしょう。そのとき自分の体のなかに入ってくるものを真実と思うこと。そのくらいの思い方をしていていい。一つ一つをわかるようにして、自分のなかに入れていくことが大切です。だから、今は未だここはわからないが、これはわかる、と素直に思うこと。そしてそれらを一つずつ増やしていけばいい。

多くの人たちがセラピストになっていくわけだから、その人たちが理解できる言葉に戻していって良い。そしてそこから自分のものにしていくことが大切です。

下山　改めて先生の講義をお聞きしていて思ったのですが、わかりやすく教える、わかりやすく学ぶということが大切ですね。その際には、難しい言葉を使わずに考えることが重要となりますね。単に〝行動〟とか〝刺激 - 反応分析〟といった概念だけで考えるのではなく、その中身をわかりやすい言葉で、何をどうするのかを考えていくことが大切ですね。

山上　そうですね。私はたとえば、〝刺激 - 反応〟枠というのは、「精神という大海から、その活動を掬うスプーン」と言ったりしていました。大海を見るために大海を掬って理解するのが〝刺激 - 反応〟と考えるといいのじゃないかしら。枠がないととりだせないですからね。自然界から剥ぎ取るわけですね。クライエントの症状を見るにしても、自然から症状として剥ぎ取るわけですからね。自然界そのものをそのまま対象にしているわけじゃないでしょう。一部を剥ぎ取って理解する。その剥ぎ取り手段の一つが〝刺激 - 反応〟なんですね。

技術から〝問題〟を見るというのかしら。たとえば、エクスポージャーという技術からも、具体的な精神が見えてきます。クライエントの訴えも、たとえば、エクスポージャーという技術を思い浮かべながら聞くこともします。技術をもっていると、技術の目から問題を抽出できるようにもなります。たとえば、診断名を思い浮かべると、聞く範囲も聞き方も詳しくなりますね。技術をもつということはそんなことです。そういう意味で治療や治療の仕方を技術としてしっかり勉強すること、それが治療者の進歩につながると思いますよ。頑張ってね。

成功経験を大切に

それから、臨床現場は治して、役に立って、なんぼというところもありますね。そういうところなので、自分が少しでも良くしたところを自分のものにしていくことが、治療者として成長していくときにとても大切なことになります。良くなったところは、自分の治療と関連づけて考えてみること。いいですか。ポジティブに、勉強しようという方向にもっていくのですよ。

私は臨床教育で、若い人たちの、ちょっとでも良かったところがあったら、それを取り上げて彼らの臨床行為として構成できるようにしています。少しでもできたりするとそこをとりだして、それを理論化させてあげようと心がけています。成功してるところに注目してサポートする。レポートでも発表でも、成功したことをそのようにすることで臨床行為として心にとめやすくし、幅をふやすようにする。技術を覚えるときに必要なことだと思いますよ。これも行動療法の技術です。

Q&A 質疑応答──技術は表面的なものなのか

受講生　日本の心理療法の教育では「失敗体験からしっかり学べ」と、先生とは逆のことを言っているように思います。また、「技術は表面的なものだ。心理療法は、技術ではなく、精神的なものを磨く必要がある」と強調されているような気がします。心理療法は心構えが大切であるとみなして、技術を否定する風潮があるように思います。

山上　私は、臨床心理の大学院生に授業をするときには、「あなたたちは、技術者であるから技術は覚えなければいけません」と言っていますよ。技術者は技術をもたないと役に立ちません。精神療法は技術です。そう伝えています。私たちは技術職なんですよ。技術を一所懸命覚え、どのように訴えを聞くか、どのようにして話を理解するのか、すべて技術としてとらえ、それを体得し、磨いていく姿勢が必要ですよ。

私はそう教えています。臨床心理学の授業で、たとえば面接の仕方がテーマであると、私は私の面接と学生の面接といかに違いがあるのかを見せます。学生はどうあがいても私の面接のようにはできないし、それを再現することはできません。技術は覚えるしかないの。私は技術職として役に立っているし、技術職として人を治療しているの。

Q&A　質疑応答――セラピストの適格性

下山　医師は、医学部に入って、国家試験に合格すれば、医師として臨床をしますよね。医師の場合は、使用する技術がはっきりしていて、その評価も比較的しやすいのかもしれません。しかし、臨床心理士の場合、試験に合格して修士課程に入学しても、臨床心理士にならないほうがいいと思う人もいます。たしかに臨床心理士には、技術もありますが、その評価が非常に難しい。そういう場合に、無理矢理この人を臨床心理士にしていいのかと迷うこともあります。やはり、「あなたは、臨床心理士に適していない」といって、臨床心理士になることを辞めてもらうことも必要ではないかと思うことがあります。この人はなったほうがいいと思えば、褒めて褒めて良いところを伸ばしたいなと思います。しかし、まずはクライアントさんのためにも、さらには本人のためにも、臨床心理士にならないほうが良いと思われる場合、どのように考えたら良いでしょうか。

山上　医者でも同じことでしょう。やはり医者に向かない人が医学部に来ることもあると思います。人間に興味がない人は医者には向かないね。基礎的な研究のほうがいいかなって思います。臨床に向くのは、まず人間に興味があることでしょうね。それからやっぱり、あまり威張らない人。千差万別の特徴をもった多くの人たちを診るわけですからね。やっぱり人間に対する、人というものに対する興味ですかね。人に対して心が動く……。

医師は対人関係を基にしている職業です。だから人に興味がなかったら、臨床は合わないかもしれない。動物に興味がない人は動物の医者にならないでしょ。人間の医者だったら、やっぱり人間に興味がある人。臨床心理士も同じじゃないかな。医師も臨床心理士も職業の一つにすぎないわけですからね。自分の適性を考えることはいると思いますね。自分に合った仕事をするのが、やっぱり楽しくて気持ちも動くし勉強しようと思うし、一番力も発揮できていいのじゃないかしら。

2　コミュニティにおける臨床活動

問題の解決の仕方は、個人療法と変わらない

私の研究会には、医師や心理士だけではなく保健師さんや看護師さんや、教師など、多職種の

人たちが参加してきました。そこでは、家族介入時に起こる問題なども話題になります。しかし結局は、問題の解決は個人治療とあまり変わらない。

家はゴミだらけで子どもは学校に行っていない、本人は家にこもっている、どう関わったらいいか、といったような問題があるとします。たとえば、保健師の関わり方は、清潔にするとか、生活の援助とか、ということになったとします。では、生活の援助はどこからどのようにしたらいいのか、というテーマになります。これは、個人の治療のときに治療の対象を決めることと何ら変わりはありません。問題をいくつか明らかにして、そのどこがタッチャブルで変容可能なのか、援助はどこから、どっちに向けて、どのようにすればいいのか、ここで保健師さんはどうすればいいのか……、というように問題を解いていくわけですから。そこでは行動療法の技術を使っていますね。コミュニティであろうと何であろうと、解き方の基本は同じです。この問題はどのようなことなのか、その問題のどこから、何を、誰を対象にして、どっちに向けて、どのような方法を用いて取り組むといいのか……、やはり同じですね。

コミュニティだと、多職種のチームで他職種の人たちとの仕事になるのですね。そこでは他職種の人たちが理解し納得できるように技術を用い説明できることが必要です。だから、病院のなかよりももっと行動療法のいろんな技術は噛み砕いてしまって、普通のこととして提示したり、その状況に合うように応用していく必要があります。でもね、理論や方法を砕いて、その臨床に合わせるのは個人療法でも同じことなのですよ。抽象的に知ることって臨床での実際ではほとんど力がないのかもしれない。

あなた方は、まだ臨床の仕事にそれほど馴れてないから、つい抽象的、総論的に、立派に考えがちだと思います。もちろんそういう考えも必要です。しかし、同じように、まずそこで、与えられている仕事で自分ができるところを考えてそこから進めること。そんなことが必要だと思います。そうしながら少しずつ解決していく。

仕事は具体なことがらなのです。入り方はいつも個別の入り方なんですよ。どこかに自分ができるところを見つけて、そこを入り口にする。そこから進める。そんなことが大切です。

たとえば、こういうときにあまり相手を苛立たせないで話を聞けるとか、そういう自分ができるところを自分で知っておくと良いですよ。あまり、大きいことじゃなくって、できることをまずするのです。そうしていると、できることが広がっていく。「問題はこういうことである、コミュニティでの解決の方向は、そのためにどういう方法が必要なのか、その方法はどのようにしたら使えるのか、その結果は?」というように一つずつ考えていくでしょう。これは、通常の臨床と基本は同じプロセスですね。個人治療と基本は同じことなんですね。

最初のうちは、臨床心理士として「人の話を少し聞くことができる、人の話から小さな仮説を立てることができる」などといった、できるところを自分で確認していって、それをすることから入ることですね。

仲間に入る

講義1で話したように、行動療法の基本は、学習ということです。学習は、普通のことで、特別なことではありません。だから特別の技術でもないと考えると少し楽ですよ。少し年長のヘルスワーカーの人たちは、生活のいろんな技術をしっかりともっています。それを聞き出して、技術として提示し直せば良いですよ。臨床心理士が心理職として特別なことをしなければならないと考えると、固くなって中に入れない。だから、むしろ、ヘルスワーカーの人に教わるくらいの気持ちで、まずそこに入れてもらうことです。でも、これも、最初は難しいでしょうけれどね。

問題解決の基本は、コミュニティであれ個別の臨床であれ、問題は何か、どのような変容が期待されているのか、変容するためには誰の何をとりだして対象にし、どのような方法をどのように用いたら良いのか、と考えて行うことでしょう。地域住民も、ヘルスワーカーも、医師も、臨床心理士も、ソーシャルワーカーも、いろんな人が問題解決に関わっている。動かせる単位がたくさんある。それで、多くの単位を動かすことにもなる。

年長のヘルスワーカーの人たちなどからは、人生のいろいろな機微を教えてもらえてなかなか楽しいですよ。「そりゃ大変よねえ」とか言ってくれる。「そんな無理に変えようと思わない。このところだけ、玄関脇のところだけ、掃除するようにしてみよう」とか、そういうところをすごく自然によく気づいてくれる。生活をたくさんもっている人たちだから。コミュニティと大きく考えないで、圧倒されないで、自分ができることがどこかにあると思うことですね。

フィードバックを得る

それから、コミュニティでは、個人治療よりも影響はあちこちに出やすい。面白い。しかし、やっぱりどこに影響したのかなど、いつも自分が行ったことのフィードバックを得ていないと、臨床が粗くなります。いつも行ったことのフィードバックを得ることです。そうしないといい加減になって、自分が進歩しない。結果をいつも把握すること。個人面接では、クライエントの反応を知りながら面接は進みます。コミュニティでも、介入の結果に注意していることがいりますね。結果を積極的に聞いたりすることも必要ですよ。

自分の仕事を退屈がらずに上手くやっていくには、一つは自分の行ったことの効果を知ることでしょう。そのフィードバックを地域でももっていることです。自分の行ったことが、役に立ったか立たなかったか、ほんのわずかですけれどね。そこがわかると、自分の技術もマイナー修正されて上手くなっていきますよ。

問題を定義して、解決の方法を考え、行って、その結果を見る。これは一般臨床と変わりません。コミュニティでもそれをします。そのときに、対患者だけでなくていろんな人が入ってくるから、その関係も見ていくのです。それからいろんな職種の人がいます。それぞれがそれぞれの仕事のプライドをもっています。そのプライドは、しっかりともち続けなければいけないのです。専門職としてのね。みんな専門家として働いている。だから、専門職同士のはっきりとしたフィードバックのやりとりが必要なことなのです。

Q&A　質疑応答——行動療法の利点

受講生　さまざまな専門職といっしょに働く際に、他の技法に比べて、行動療法だからもっている強みというのはありますか。

山上　行動療法は、学習が基になっているものです。学習は、誰でも知っていること。伝えやすいですね。日常的な具体的なことで伝えやすい。実用的だと思われるし、やわらかい関係をもちやすい。

受講生　難しい理論を背景にしていないことが、行動療法の利点だと考えて良いということでしょうか。

山上　理論を背景にもちろんもっていますよ。難しいところもあるにはあります。講義しましたね。しかし、方法で語れること、方法で考えて対応できるところ、役に立つところ、それが利点です。行動療法の理論は行動の変容と成立の理論ですね。立派な理論でも特別な難しい勉強をしないとできないとか、時間がかかりすぎるとか、そういうことでは実際にやってもらいにくい。「これを知ったら得をした」と思ってもらえるように、方法としてやさしく提示することがコミュニティでは大切です。

下山　行動療法は、そういう意味でコミュニティに入りやすいですね。逆に、「セラピストは常に権威をもって物事を決める」という発想で心理療法をやっている人は、コミュニティに入っていけないでしょうね。自分が信じている心理療法の理論が一番と思っている人は、心理療法をしている人には意外と多いと思います。でも、そのように権威的に、あるいは自己中心的に考えている人は、コミュニティに圧倒されてしまうのではないでしょうか。少なくとも、非常に居心地が悪いと思います。自分が中心になれないですからね。それに対して行動療法は、自分だって刺激 - 反応の一部だとみなすところがありますね。そういう発想であれば、決して傲慢にならない。結局刺激 - 反応の循環に組み込まれていると思うと、傲慢にはなれないですね。

山上　行動療法は方法のシステムなんだから、使えてなんぼというものでしょう。傲慢な態度にはなりようがないと思います。なかには傲慢な態度をとる人もいるでしょうが、それは個人的な理由でしょうね。

コミュニティでの援助活動

治療が、個人精神療法からコミュニティ活動までに広がっているのは、必然でしょう。かつては、セラピストや臨床心理士は、個室での個人精神療法というイメージがあったでしょう。でも今は、そのイメージは薄くなっている。どこでも働けるようにならないといけないんでしょうね。昔は、クライエントも少なかったし、セラピストも少なくてすんでいた。数少ない専門家でやれていた。

今は、クライエントの裾野が、とても広がっているでしょう。そうすると超専門家だけでは如何ともしがたい。職業の専門性も裾野が広がっています。さまざまな専門職や準専門職がコミュニティで働くようになっています。そうなると、わかりやすい理論、使いやすい方法が必要となってくる。行動療法のような考え方は、適用しやすいと思いますね。学習という日常的なことからなっているのだから実際的で使いやすい。いろいろな技法が使えるし、よく考えてみると技法は日常的なことだし、利用されるようになっているのだと思いますよ。

それに外国では、治療効率のデータが保険適用と関連しているところもある。行動療法は、治療効果のデータを出しやすい。たとえば、不安が六〇%から四〇%に下がったとか、できないことができるようになったとか、客観的に示しやすく、したがって保険の適用が受けやすくなる。

行動療法はそのような社会・経済的な実用性のところで広がってきているところもあるのでしょうね。治療法にはそんな医療経済的な視点もいるでしょうね。

それぞれの治療法は、それぞれの時代の趨勢のなかで流行ったり、流行らなかったりするところがあります。精神分析全盛の時代に行動療法が出現したのですが、その当時は行動療法は周辺の治療法でした。現在は中心にある治療法として、受け入れられている。しかし、絶対的なものはないと思う。だから、自分にとって一番しっくり理解できて、一番使いやすい治療法をよく勉強して、自分の治療法とすれば良いと思う。私の場合は、それが行動療法であった、ということなのです。

Q&A 質疑応答——問題を共有できる強み

下山　誰でも、コミュニティで生活し、行動している。だから、行動がいろいろなものの接点になる。それで、行動を見ることで、他の専門職とも、また地域の人々とも協力しやすくなると思います。そういう点で行動療法の見方を身につけると、自然にコミュニティに入りやすいということはありますか。

山上　そういう強みもありましょうね。行動療法は、そのようなコミュニティのワーカーさんが行っていることを抽出して援助法として構成することができるのです。「〜しなければならない」ということではないんです。このようにすると役に立つ、というものなのです。

地域のワーカーは、地域で物事を解決するノウハウをたくさんもっています。専門職として、そこに入るとき、変化できそうなところをどこかに見つける。行動療法の技術は、そういう細やかなところに用いることができるのです。ここを何とか少しは動かしたい、という希望があるのなら、そこを当座の目標にして、状況の行動分析を行い、変容の方法を考え出すのです。実施の仕方も考え出す。そして行ってみる。この繰り返しですね。素直にやっていればどこかに芽が出てくる。たくさんのファクターを利用できるところが、行動療法の強みですよ。

講義8 ——

治療の実際3

多職種が協働して援助したCさん

1　協働について

日常の臨床では、一人だけでというよりも他の職種の人と協働して治療や援助活動をしていることが多いですね。たとえば医師の場合、一人診療クリニックでも、看護師や事務職員がパートタイムであってもいてくれることが多いですね。この講義ではいくつかの職種が協働して成り立っている日常臨床の実際を知ってもらうために、まず症例を紹介しましょう。その前に、協働ということについて少し説明しましょう。

協働という言葉は、共に働くという意味ですね。医師にしても臨床心理士にしても、他職種のなかで協働していることも多いと思います。実際にはそうでない一人職場でも、他の職種の人だったらどうするのかという考え方はできると思うし、私は常に、そうして自分の臨床をのりきっています。たとえば、今ここに心理士が、あるいはケースワーカーがいてくれたら、このようにに考えてこうしてくれるかもしれない、というようなアイデアが浮かぶと、それは実際には一人で行っている臨床の場合でもとても役立つものなのです。他職種の考え方や技術や、それに協働という状況も、思い浮かべるだけでも役に立つことがありますよ。

私が医者になった頃、随分昔のことですが、その頃は看護師を除いては、心理士もまだ珍しかったし、医師が何でもしていました。私も、たとえば退院後の就職の面接の予行練習も、付き添っていくこともしていました。今では心理士や作業療法士や理学療法士が行っていることを何もかも一人でやっていたことを思い出します。そういう経験が、今の私を作っているわけですから、良いチャンスであったと考えていますが。

実際に臨床では、一人だけの知恵と技術だけではできないことっていろいろあります。他の人は、他の職種の人はどう考えて、どうするのだろうか、そんなことをよく考えますね。訓練のはじめの頃には、他職種がいるようなところで働けたら、ラッキーだとは思いますが、そうできなくても機会があれば、他職種の人と話したり意見を交換したりすることを、億劫がらないでいて下さいね。

私は、実際には一人で治療していることが多いのですが、そんなときも自分のイメージのなかで他の職種の人に協働してもらうようによくするのですが、これはとても役に立ちます。イメージのなかでの協働作業ですね。看護師さんは、この場面でどうするのかなと考えたり、ケースワーカーは……と考えたりしながら、治療を進めるのです。それができるためには、他の職種の仕事の内容や仕方やできることを知っておくと良いですね。できるだけ他職種の人たちと付き合ったり意見を交わしたりしていると良いですよ。お得ですね。それぞれの見方と得意技があるのですね。基本に協働の路線をもっていることは、自分自身の職業の訓練にも役立つと思いますよ。

2　事例

事例の概要

これはある総合病院での経験です。クライエントは内科医からの紹介で、しぶしぶ受診した六二歳男性のCさんです。主訴は「リハビリしても良くならないのでしたくない。首を絞めたくなり、恐ろしい。しかし死にたいし、死んだほうがまし。何にもできない。ずっと死ぬまで廃人として精神病院に入院していたい」ということでした。悲しいですね。

この人は、もともと几帳面で真面目な、家族思いで、仕事熱心な会社員であったようです。二年前の六〇歳のときに退職をされていますが、それ以後、家事と病身の妻の看病をされていました。妻は毎日の通院が必要で、自分一人だけで何かをすることに困難がある人でした。同居している家族は、Cさんと妻の二人だけです。子どもは長女と長男がいますが、それぞれの家族とともに、同じ市内の少し離れたところに住んでいます。長女はずっとフルタイムの仕事についており、長男の妻もパートで働いていて、それぞれ忙しく過ごしているようでした。

受診までの経過

クライエントは、私のところを受診する二年前に脳障害を起こし、半身が不随になっています。五カ月間の入院治療のあと、外来で歩行訓練などのリハビリテーションを受けてはいましたが、なかなかある程度以上には回復しないことが納得できなくて、リハビリテーションも薬も拒否をしている、そんな状態のようでした。

内科主治医から見ると、予想よりも良い、かなりのところまで治っている、ということらしいのですが、これが、医療をする側の見方と患者の見方のギャップなんですね。医療をする側から見ると、「これだけ良くなった」と悪いところからの差を見て思うのでしょうが、クライエントにとっては、反対のほうから、良かったとき、完全な回復から見ますから、症状が残っているとやはりだめなのですね。いつもこのギャップがありますね。ここまで治ったというように見るか、まだ足りないというように見るか、この見方のギャップですね。援助者は、このギャップがあることをいつも自覚していることが必要ですよ。

彼は、私のところに紹介されてきたときにはとても不機嫌で、些細なことにもイライラしていました。「リハビリしても効果がない。足に力が入らない。ずっとリハビリしているのに良くならない」とリハビリの訓練を嫌がり、リハビリスタッフを攻撃していました。しかし、客観的に見ると、リハビリの効果は上がっていたし、そのリハビリを続けると効果はまだまだ上がってくると予想されており、その進み具合をチェックしている状況のようでした。でも、治療する側のこの見方や期待とこの人の期待とはやっぱり随分と違うのですね。

クライエントは、技術者として会社につとめていたのですが、この病気で休んでいた間に定年になったようでした。しかし、もし調子が良いのであれば、定年を延期できるという事情もあったようです。彼にはもっと完全に良くなっていれば復帰できたのにという口惜しさや腹立たしさが強かったのでしょうね。妻と二人暮らしなのですが、妻も病弱で、毎朝決まって妻を病院に連れていかなければならない。妻は目が不自由なので、クライエントは朝早くから、不自由な身体で妻の世話をしているようでした。子どもたちは、同市内にはいるものの、それぞれ忙しくて、心配ではあっても親のところにいつもいることはできない状況のようでした。また、クライエントは、妻の世話などで子どもたちに迷惑をかけたらいけないと考えてきたようでした。彼自身もリハビリの通院をしながら朝早くから妻の面倒とか家事を一人で頑張ってきたのですね。

3 治療の方針

内科から紹介されて私のところを受診したときのクライエントの状況は、八方塞がりのようでした。クライエントは、もう何もできないと考えて抑うつ的であり、不安発作もありました。妻の面倒をみなければいけない、ゆっくり寝たいけど気が焦って眠れない。そんな苦しい状態のようでした。

そのような苦痛の状態にあるクライエントに対して、少しでもその苦痛を軽くするためには、まず薬がいると思いました。抗不安薬も、抗うつ薬も必要だろうと思いました。そして、薬の援助のほかに、心理的な援助と社会的な援助、これらがともにとても必要だと考えました。そして、その援助をどのようにしたらいいか。今のクライエントは休めない（と考えている）状態なので、援助を受け入れる余地がなさそうに見えたのです。「子どもたちに少し手伝ってもらえないのか」と聞いても、「それはできない、そんなことをして子どもたちの生活を邪魔したくない」と強く反対されます。他にもいろいろ助け舟を出してもみんな拒否されます。

そんな会話のなかで、できればクライエントには入院して休養してもらうことが良いだろうと考えました。内科的にもそれが良いことのようでした。ただ、入院してもらうには、妻のケアをどうするのかを考えなければなりません。クライエントは、「妻を入院させるのは、絶対にイヤだ」と言っていました。そのことをどうしたらいいか。クライエントは、「妻は目が見えないから、人に迷惑をかけてしまう。そんなことはさせたくない」と言い張ります。たしかに妻の面倒を誰が見るのかという問題が出てきます。クライエントの気持ちも当然で、そのクライエントが納得できるようにするにはどうしたら良いか。これを考えなければならないわけですね。

どのように折り合いをつければ良いのか？　いろいろに、折り合いをつける、ということも臨床上とても必要な技術なのですよ。クライエントの言うことはよくわかる。けれども、今の状態では、治療することが必要なのですね。入院を拒否される彼にどのように納得してもらうか。その解決を彼は、「自分が廃人になって精神病院に入院したら、自分は責任をもたないでいいし、誰も自分に期待しなくなり楽になる」と考えたわけですね。わかるといえばわかるけど、悲しい考え方ですね。しかし、話を聴いて、クライエントの腹立たしさ、突っ張り、悔しさ、出口無しの絶望感、そんなことはものすごくよくわかりますね。

4　さまざまな職種、そして家族との協働

ソーシャルワーカーとの協働

そのような状況の、どこかに突破口を見つけるしかないわけですね、臨床は。その職場には、臨床心理士はいませんでしたが、ベテランのソーシャルワーカーがいました。どこかに突破口を見つけないといけないので、彼女に面接に入ってもらいました。ソーシャルワーカーは、このクライエントの妻の介護にかかっている負担が軽くなる道を見つけてくれました。ソーシャルワーカーは、面接で、夫婦の実際の生活の状況を私よりももっと詳しくとらえていきました。とくに援助がどうできるのかという面でいくつかの可能性を見つけてくれました。妻の生活の実際を細かくとらえて、外からの援助がどこにどの程度入れるのかと探してくれました。外部からの援助が具体的にどうできるかということを細かに見てくれたのです。精神科医の私が気がつかなかった見方をしてくれました。

たとえば、要介護認定の制度について、そのときの妻の認定は「要介護1」だったのですが、それではケアが不十分だということがわかりました。そして、要介護認定の再審査をする方針と、段取りをつけてくれ、結局「要介護3」になり、介護者が手伝えることが多くなったのです。このようにソーシャルワーカーが入ってきたことで、治療がぐんと進めやすくなりました。

それから、ソーシャルワーカーはもう一つ私が気づかなかったことをしてくれました。これは妻の通院の際、家族の関与が少なくてすむようにしたことです。Cさんの手や家族の手が省けるように、妻の通院先のソーシャルワーカーと相談してくれて、通院先のソーシャルワーカーがCさん宅のドアも開けて中に入って連れに来る。そういう方法が可能であるかどうかというところまで相談をしてくれました。

作業療法士と理学療法士との協働

それからもう一つの協働は、リハビリテーション担当の作業療法士と理学療法士との協働です。クライエントの治療方針を立てるにあたって、彼らの意見を聞きました。このときはクライエントは、「リハビリはしたくない」と訴えていました。私は今、リハビリを中断させることが可能かどうかについて、作業療法士と理学療法士に会って意見を聞きました。彼らの見解は、「一旦リハビリを中断すると、改善している状態が後戻りをするだろう。今の時点でリハビリを中断することは勧められない」というものでした。私は「今、進歩を望めなくても、後退しない方法はないだろうか」と尋ねました。そして、それは可能だということになり、彼らは患者の負担が少なくなるように簡単な方法を考えてくれ、リハビリ室に行かないで、ベッドの上でできるようなリハビリの方法を工夫して提案してくれました。

看護師、そして家族との協働

次に、クライエント自身が頑なに主張しているように、子どもたちから少しの援助も受けられないのだろうか、と考えました。このことについて子どもたちの考えも聞きたいと思い、クライエントに話してみました。しかし、ここでもクライエントは、それを嫌がり反対しました。ところが、幸いなことに、娘と息子がクライエントのことを心配して、こっそりと来院してくれていたのです。看護師がそう教えてくれました。彼らは、いっしょに来ると父親が怒るので、父親にわからないように来た、ということでした。

私は娘と会いました。そしてCさんの精神的な状況を話し、「頑張らせないで休養させるのが良いと考えている」と伝えて、その方法として入院を勧めました。そして、「Cさんは廃人として自分を扱ってほしいと言っているが、今必要なのは内科治療であるし、リハビリもできるので、内科病棟での入院が良い、精神科治療は外来で良い」と私の意見を告げました。娘もそう考えていたようでした。そしてソーシャルワーカーからも、入院になった場合は母親の介護に関して、制度として外の助力を利用できる可能性のいくつかがあることも伝え、その説明もしました。そのように、それぞれの職種がもっているいくつかのノウハウを出し合ったのですね。

そんな話のなかで娘は、会社の制度のなかで二カ月間の介護休暇がとれるので、それをとる、と決心しました。父親が安心して入院できるように、母親の面倒をみる、と考えてくれたのですね。いっしょにいくつかの可能性を探すなかで子どもたちも、自分たちができることを探して一つの決心をしたのだと思います。

内科医との協働

そんな話のあとにクライエントに、娘と話し合った経過を説明しました。そして、内科病棟入院後の治療やリハビリの見通しについて話を進めました。クライエントは泣き出し、それまでリハビリだけではなく治療そのものも頑なに拒んでいたのですが、「ありがとうございます」と何度も感謝され、治療を受けることになり、内科病棟に入院されました。入院後は、リハビリ治療と並行して、主である内科治療、それから精神科での外来治療をすることになりました。

5 臨床の場で協働をするために

これが、いろいろな職種が協働して取り組んだ一つの例ですね。医療でも、臨床心理の相談業務でも、複数の職種が働いているところでは、それぞれの特徴をもって、協働しますし、力を発揮します。それは、〝1＋1＝2〟にとどまらなくて、3とか4とかになるのです。そんなところが協働ですね。そうするためにも他職種のことを知っているほうがいいです。どこで働くのか、一人で働くのか、他職種の人たちといっしょに働くのか、いろいろあるのですが、自分が働く場所が決まったら、いっしょに働く他の職種の人は何をするのか、何ができるのか、自分が専門とするのはどこなのか、を把握することは力を発揮するためにも大切です。

そうすると、自分の専門のなかにも他職種の見方が加わって、治療が進むことがあります。日常臨床は、このような協働の積み重ね、連続なのですね。ただ、実際には他職種の人がいないところもたくさんあります。むしろそちらのほうが多いでしょう。しかし、そこでも他職種の人たちの考え方やできることをある程度想像できると、一人職場の仕事のなかでもいろいろにできて幅が広がるし楽しいですよ。現場にスタッフが少なく、たとえば医師一人であっても、1＋1を3とか4とかにしていく協働の発想がいるのですね。こうするといろいろ可能になるし楽しくなりますよ。一人以上のアイデアが出てきて、治療や援助が二段も三段も上手くなる、ということになります。

前にもちょっとふれたと思うけれど、私が医師になりたての頃は、簡単な臨床検査も心理テストも何もかも医師一人でしていました。それはそれで研修には役に立ったと思います。今は臨床にはいくつもの専門職があります。他職種は何をするのか、ということを知っておくことが必要になります。そして、他職種といっしょに働けなくても、意見は聞けますので、専門の考え方を知ることができます。そういうことを自分の臨床の力の財産のなかに入れておくようにすることも大切です。

実際は、臨床心理士も医師もそうですが、一人職場が多くて、いっしょに働く事実上の協働は少ないと思います。しかし、自分の業務のなかで、考えのなかで、協働することはできますし、それが役立ちます。たとえば、こういう状況のときにはソーシャルワーカーはどういう考え方をして、どういう方法をとるのだろうか、とか、看護師はどう考えてどうするのか、医者は、臨床心理士は、などと考えるのです。そんなことが、自分自身の専門の技術や知識、それらを行うことの能力を進歩させます。オープンマインドで他の職種を見て、彼らと話せることはとても力を伸ばすことになります。お互いが話し合える雰囲気と環境を作っていくことが必要だと思いますよ。

Q&A　質疑応答――臨床心理士として成長するにはどうしたら良いのか

受講生　今、自分は、常勤の臨床心理士として病院で働いています。その病院では、臨床心理士とソーシャルワーカーをいっしょのチームにしています。そのため、自分のなかでソーシャルワーカーは、「ああこういうふうに考えるんだな」というのはわかってきています。リハビリテーションの人が言う言葉は、最初は全然理解できませんでした。作業療法士や理学療法士の人たちは、自分たちの言葉に慣れているから、そのまま使うんですけれども、こっちはその言葉が理解できない。それで最初、理解できるようにしないといけないので、仲良くして教えてもらいました。臨床心理士として、どのような言葉を使ったら良いのか、今迷っています。今の職場では、臨床心理士として独自な仕事ができるわけではありません。臨床心理士は、自分だけなので、やっぱり一人で何かをやろうとしても難しい気がします。就職してまだ一年も経っていませんので、最初から「これが自分の仕事だ」と考えず、来る仕事を見ながら、どのようにこのなかで動いて、どのあたりだったら中に入れそうかなということを、おとなしく見ているような感じです。でもやっぱり技術をもってやっていきたい。というのは、そういうなかで「これができる」というのを自分のなかではっきりさせていくためには、技術が必要だと痛感しているからです。そう思って日々の臨床活動をしているのですが、このように周りばかり見ていたら、自分の臨床心理士としての自信がもてないし、成長しないのではないかと思ってしまいます。

山上　誰でも、どんな職種にあっても、わからないことはたくさんあるのです。そのとき役に立つ視点の一つは、〝実用〟の視点と思います。何が問題であるのか、問題が問題でないようになるにはどうなれば良いのか、どうできるのか、という実用の視点ですね。この視点で自分の職務を行うこと。これは、行動療法治療の進め方そのものですね。誰かに何かをしてもらいたければ、その人の視点に立って、どうなっているのかを、その人の考えているところ、行っていること、感じているところを理解して、そのなかにある変わることを欲しているところ、変わりうるところを、目的に向けて変容する。よく見て、そうできるようにするのですね。

協働として複数の職種にある人たちが実際にいっしょに働くこともあります。しかし、一人で働いていても、協働の考え方は自分の技術や考え方を増やすことにもなるのです。それは、職業人としての自分の成長になるのです。そう思って頑張ってください。

職業でない生活の部分も大切にする

協働ができるようになるために、自分自身の職業でない生活の部分も大切にすることも、必要で役に立つことと思いますよ。自分の良い気持ちも、時には嫌な心の動きでもなんでも素直に見られるようになること。そのような態度は、臨床活動をするときに役に立つことのような気がしますし、それがあって、他の職種の人とも自由に協働して仕事ができるのかもしれませんね。

それからもう一つは、専門職でない人がもっている健康な視点というのがあります。職場のなかでも患者さんについて、病棟婦さんが教えてくれたり、事務の人や、守衛のおじさんが教えてくれたりしますね。そういう健康な視点は貴重ですね。私はこれまでも、よく彼らのちょっとしたコメントから、患者さんの状態を見直したり、接し方のヒントをもらったりしてきたと思いますよ。専門職でない人たちがもっている健康な視点も臨床には必要ですね。

Q&A 質疑応答――生活を大切にすることの意味

受講生　職業人としてではなく、生活している人間として自分に素直になるようにとのお話でしたが、それは、とくにどのようなことのために必要なんでしょうか。

山上　自分にはいろいろな気持ち、良い気持ちもびっくりするような悪い気持ちの動きもあるのだとわかっていることが、人の気持ちを聞きやすくするし、一定の価値にとらわれにくくするでしょう。その時々の自分の気持ちを素直に見る。生活することに素直になる。そんなことも技術を覚えることとともに大切だと思いますよ。いろいろなことがあります。良いことでも悪いことでも正直になること。悪いと思っても選択してしまったり、葛藤したり、つい人を傷つけてしまったりする。そういうことを否定したり無視したりしないで生活することでしょうね。おろそかにしないことかな。そうすると感覚も鈍化がやわらぐし、人のことを良し悪し抜きで、その人の行動を受け止めやすくなるのではないかと思います。良いことばっかり考えていると、悪いことをしている人の行動がわかりにくくなるかもしれません。自分の気持ちも行いも、良いも悪いも含めて丁寧に見ることが臨床の仕事をするときには役に立つと思いますよ。

Q&A　質疑応答——臨床心理と精神科との協働の可能性

受講生　臨床心理と精神科の協働、あるいは心理療法と薬物療法の協働は、今後進んでいくのでしょうか。それはどのようにしたら上手くいくのでしょうか。現状では混乱しているように思うのですが、先生は、どう思われますか。

山上　現場で見ると、協働は不完全ではあっても、当然のこととして行われていることが少なくないと思いますよ。薬物療法と心理療法をいっしょに、相互補助的に用いることはむしろ常識的ですね。薬をどう使うかという過程、それ自体にも心理治療の過程が含まれていると思いますよ。それに実際に、薬を出すとき、希望をもって服薬してもらうように説明したり、結果をいっしょにチェックしたりします。これ自体に心理療法の過程も入っていますね。薬を処方する際の説明と服薬を勧める過程は、心理療法そのものになっていると言ってもいいですね。

今私の臨床には臨床心理士がいないです。臨床心理士がいたら、心理面接も心理査定も頼むでしょう。それに症例の検討もいっしょにするし意見も聞くと思います。今は、仕方がないので査定も私がやったり、ベテランのソーシャルワーカーに頼んだりしています。

下山　精神科の医師でも「私は精神科だから、心理療法はやらないよ」という人もいれば、「僕は、心理療法にとても興味をもっている。私も、心理療法をしています」という人もいますよね。ただ、知識として心理療法や精神療法を知っていても、実際には、心理療法をしていないで、患者さんに命令だけをしているということもあります。後者でも結局は、本当の意味での心理療法をやってない先生もいるわけですよね。そうなってくると、医師が心理療法をやっているのか、それとも薬物だけの治療をしているのかについては、こちら側で判断しなければならないということも出てくると思うのですが、それについてはどうでしょうか。

山上　そうですね。各々が判断するしかないようなことかもしれません。私が知っている精神科医はだいたい精神療法も薬物療法も当然のことのようにしている人がほとんどですが、形とか比重の置き方はそれぞれでしょうね。そうじゃないところもあるでしょうね。

受講生　一般の人は精神科の薬を飲むことを怖いと感じることもあるように思うんです。それについて、どう思いますか。

山上　薬のことがよくわからないときにはそう思うかもしれませんね。そう思わせないように医師が処方の目的や予想される効果、副作用を、クライエントにわかるように説明しなければいけないでしょう。それをしないのは手抜きで、薬物療法の一部分が欠けているということになります。ただ、服薬に関しては、極端にあやまった考え方をもっている人もいますし、使用するときには使用の目的、期待している効果や、どのくらいで効果が出るのかや、副作用の説明や、その対処の仕方などは説明しなければなりません。ただ処方すればすむというわけではないし、したがって薬物療法のなかに当然精神療法的なところも加味されるでしょうね。

受講生　先生のお話を聴いていると、服薬というのは、患者さんとの協働作業という感じですね。先生は、実際に薬についてはどのように話されるのでしょうか。

山上　投薬する理由、期待される具体的な効果と副作用を説明し、服薬するように勧めますし、副作用出現時の対処の方法も説明しますね。それでも「絶対飲まない」と言ったら、飲まない形で少しの間は治療するでしょうね。ただ、そのときでも薬を使いたいと考えていることをはっきりと伝えて待ち、服薬してもらえるようにします。

下山　医師とどう付き合ったらいいかという問題は、ある意味で臨床心理士の側で医師はどのような仕事をしているのかについての想像力を働かせて、付き合わなければいけないということですよね。その場合、先ほど仰っていた病院で他職種を知り、どう付き合うかという点では、まずこちら側が知識をしっかりもつということが不可欠であると思います。その点は、いかがでしょうか。

山上　そうですね、臨床心理士も病気や薬物やその他の治療法についておおまかなことを知っているほうが協働がスムーズにいき、良いと思いますよ。逆もまたそうで、医師も協働する他職種の仕事の内容をおおまかに知っていないと協働が上手くできませんね。これは、事実上の協働だけでなく、一人で治療しているときの治療を豊かに上手くするための発想での協働ができにくいということですね。それでは損をしますね。

講義9——参加者からの質問に答えて

これまでは、講義と私の症例を話すことで行動療法の理論と技法と臨床の実際について説明してきました。皆さんは、これまでの私の話を聴くなかで行動療法についての具体的なイメージが少しできてきたと思います。そしてあなた方自身の臨床心理学の学習や実践経験を踏まえて、疑問が湧いてきていると思います。

今回は、あなた方の質問に私が答える形で、講義を進めましょうね。

Q&A

質問1　動機づけが低い事例をどのように考えるか

質問　早めに中断するケースの場合、動機づけが弱かったり、さらには親や教師に連れて来られてきたために動機づけがなかったりすることが多いと感じています。そのようなクライエントに対して、そもそも心理療法は可能なのでしょうか。

言い訳として「動機づけ」を使わない

その質問は、ちょっと非臨床的で、非合理的ですね。それだと心理療法は問題をもっていない人のみを対象にするという非臨床的なことになってしまう。それはおかしいね。動機づけも心理療法の一過程ですよ。

行動療法は、これまで述べてきたように学習を主な手段にした精神療法です。だから、行動療法ではその人に必要な体験をいかにしてもたらすかという方法ということにもなりますね。いつも「どのようにして必要な体験を治療の場でもたらすのか。そのためにどのように治療の場を設えると良いのか」という考え方をするのです。これは治療者の課題なのです。この〝もたらす〟〝整える〟ことが動機づけとも言えるのだと思いますよ。

クライエントに「治療を受けたいと思ってもらい」、「治療に期待をもってもらい」、「必要な患者行動をとってもらう」ことで治療は進みます。だから、動機づけという観点から見ると、クライエントがそのような体験をするにはどうしたらいいのか、ということが治療を進める工夫であり、臨床的な治療の進め方ということになりますね。

あなた方の動機づけに関する質問のなかで、「動機づけが弱い人」とか「動機がない人」という表現がありました。クライエントの問題として説明されていますね。治療が上手くいかないときの説明として、クライエントの「動機が低いから」という言い方を聞くこともよくありますが、そのような表現は非臨床的だし、あまり役に立ちません。自分の治療の仕方の問題をクライエントの動機づけの問題に責任転嫁しては、自分のためにも良くないですよ。治療技術の一つとして動機づけの技術を磨いて下さいね。

Q&A

質問2　動機づけを引き出すには、どうしたら良いか

質問　私にとって心理療法とは、クライエントが悩みを訴えて、それを聴くことによって成立するものと思っていました。今、先生のお話を聞いて、そのような心理療法のやり方には、そもそもクライエントの動機づけを引き出す発想がなかったと気づきました。では、どのようにしたら動機づけを引き出すことができるのでしょうか。

治療を進める工夫としての「動機づけ」

悩みや訴えを聴くことが主要な手段であることはその通りです。しかし、あなたは悩みを本当に聴いていたのかということを、まず考えて下さい。〝治療をどのように進めるか〟との関連で、動機、あるいは動機づけという概念をもつことは、役に立つでしょう。しかし、それは大げさな特別のものではありません。「私たちのところを訪れた以上は治療の動機が少しはある」と思うことがまず大切でしょうね。自主的に来た人も、連れて来られた人でもそうです。もちろんクライエントは、治療を受けるのにためらいがあります。それは、自分のことなのにそれを人に相談するという通常のことではないから、おかしなことだから。だからこそ、「治療を受けると少し変われるかな」、「少しは楽になれるかな」というように思ってもらわなければなりません。そうクライエントに思ってもらえるように〝設える〟のがすでに治療のプロセスなのです。

わかろうとする

大切なのは、講義4でも話しましたが、〝クライエントをわかろうとする〟というセラピストの言動です。総論的な外からの判断ではなくて、クライエントが困っている、そのこと、そのような困っているというその体験をわかろうとすることです。説明ではなく、クライエントが問題と思い、困っていることを「それで困っているんだ」と傍らにいるような、感じるような形でわかろうとするようなことです。そういった雰囲気で臨まないと、クライエントは治療のなかにいづらいでしょうね。居心地悪いと思う。何はともあれ、「何とかしなければ」とどこかで思って勇気を出して来たクライエントががっかりして来なくなったら、「あの人は治療動機がない」と言うのは、非臨床的なおかしな話になりますね。

人は、他人の援助とか治療とかは、受けたくないと思っているのが普通でしょう。でも、クライエントは、受けないとどうしようもない、悔しい、恥ずかしい、そういう気持ちを少なからずもっているでしょう。「治療してても努力してもどうなるものではない」と思っていることも少なくないですね。投げやりになっていることもあります。そういう気持ちをどこかに抱いて来ているんです。それに、「援助なんか他人からしてほしくはない」とやっぱりどこかで感じていると思います。クライエントは、大体自信を失いかけているし、混乱もしています。セラピストは、こういったクライエントに〝対している〟という自覚と態度が必要ですね。

苦痛をとらえる

苦痛は、それがあるために、二次的な苦痛も生み出すものです。そのような苦痛を把握しなくてはいけません。そのためには、困っていることをできるだけ具体的なところでとらえることが役に立ちます。クライエントは問題があると、だんだんと自分の問題を抽象的に見るようになります。たとえば、「性格が悪いのだ」などと考えてしまうようになってきます。私たちも上手くいかないと、だんだんそのように評論的に考えてしまいやすいですね。

しかし、このような、どうして良いのかわからない難しいとらえ方ではなくて、実際には何をどのように困っているのかと、具体的に体験されているところに重点をおいて把握することが必要です。評論ではなくてね。できるだけ生活のなかに生じていることとしてとっていくと、苦痛は少し把握しやすくなります。たとえば、「自分はだめだ」と思っているクライエントの場合、「ダメというのはどんなことなのだろうか」、「どんなときに強くそう思っているのだろうか」などとセラピストの側が考えながら、セラピスト自身が理解できるように聞くと良いです。セラピストに生じている疑問にセラピスト自身が答えを得るような聞き方をすると、具体的なところをとらえやすいですよ。

体験をとらえる

〝体験をとらえる〟というのは、その人が何をどのように感じているのか、どのように考えているのか、動いているのか、などのように、その人の体験されているところをとらえていくことです。クライエントに体験されているところを、その体験の内側でとらえるような……といったら難しすぎますか？　治療に必要なことは、クライエントの体験を重視することです。外からの常識といった社会の目から見るのではなく、その人がどう感じているか、どのように体験されているのかというところが、まず必要となります。ですから、それを大切にとるのです。

また、生活のなかの出来事として取り上げることも、問題をとりだしやすいです。困っているところをピンポイントで取り上げるような問題の探し方が、混乱しているときには必要です。「困っているのは、このことである。それならば、そこを治せばいい」というように、少しずつ問題を固めていくような面接の進め方がいいですね。

生活の仕方を学習する

「悪いから治す」というスタンスよりも、少しでも生きやすく、少しでも元気になるような生活の仕方を学習するというスタンスをとることが、治療を進めやすくします。少しずつ、できるところから、できるように手助けしていく。最初のうちは治療者のほうが少し頑張って、クライエントの力が出てきたら、治療者の力を少しずつ減らしていくのです。

希望につなげる

クライエント自身の希望を、できるかぎり目標に組み込んで、治療を希望につなげるようにしていくことも治療を進めやすくするし、必要なことです。「悪いから治す」とか「病気だから治療する」という格好では、どうしても深刻になりますよね。学習治療としては効率が落ちます。「少し良くなったら、したいことができるようになる」というように、治療を希望につなげることがいります。クライエントができそうなところ、少しできているところから、それを少しずつ確かにしていくのです。

環境を整える

ほとんどもう微かにしか動いていないように見えるところでも、そこを見つけて、その人の力と見て大切にする。そして、それを少しずつ強くするように環境を設定しながら治療を進めるのです。これは、探せばどこかに見つかるものですよ。それを探して、そこをそのときの治療の中心において、支持すればいいわけです。行動変容は外から変えようとするのではなく、その人にある能力を、大切に大切にしながら伸ばしていくものです。クライエントに何かをしてもらいたいときには、クライエントがそうしやすいように、そうしたいように環境を整えることが大切です。できているところを丁寧に探して、環境を整えながら、それをそっとそっとそ～っと育てる。無理矢理にギューギューと変えるのではないのです。これは、治療の基本ですね。覚えていてね。

変化をそっと示す

かなり良くなっているように外からは見えても、クライエント自身には、良くなっているという感覚は少ないものです。その通りなのです。そういうときには、その小さな変化をクライエントが受け入れられるようにする。そのためには、そっとそっと示すことです。少しの変化や、変化へのクライエントの努力を、見逃さないようにして、それをそっと、しかし、わかるように柔らかく示すことです。

行っていることを共有する

治療の対象、方法、結果は、そのつど明らかにし、共有して治療を進める。どこを治療しているのか、どういうように治療しているのか、どのような結果が期待されるのかをクライエントがよくわかるように示し、治療をクライエントと共有するのです。クライエントと話し合いながら、明らかにしながら、治療を進めるのです。治療者はぼんやりしていたら治療は進められませんよ。

この過程は、クライエントにとっても「自分で自分のことがわかる過程」になるわけですからね。ゆっくりとね。

循環的な見方をする

一つ何かしらの問題があると、その一つの問題が、他のところにも影響を与えることがありますね。そして、一人の人の問題が家族との関係にも影響を与えることがあります。逆のこともあるでしょう。影響を与え合っている。だからこっちが原因で、こっちが結果というように問題を垂直的に見るより、関係し合っているというような循環的な見方をするほうが、治療を進めやすくしますね。行動療法のもっている刺激 - 反応分析はそれを容易にしますね。

自己違和感を丁寧にとりだす

これは強迫症状などによく見られるのですけれど、たとえば、手を長く洗うなどが問題としてあげられていても、その人の困ったこととして表現されないことがあります。そんなときには、「どうしてもそうしてしまう」というような主観的体験を丁寧に拾い上げていくことが必要となります。治療意欲がなさそうに見えて、治療を他人事のように表現しているときに、「どこが困っているのか」、「どこを治療してほしいのか」をクライエントに直接的に質問してもわかりにくいときが多いです。そのようなとき、クライエントの体験しているところを丁寧にとりだすようにします。そうすることで、たとえば「手を長く洗うから治療する」のではなく、「自分でそうしたくないのに長く洗ってしまうから治療する」のだというところを明らかにすることができます。

障害が長くなると、障害は自分のなかに入ってしまって、違和感が自覚されにくくなっていることが多いのです。だから、自己違和感を丁寧に丁寧にとりだして、それを症状として治療対象化するようにしながら、治療を組み立てていくのです。これも訓練がいることなのですよ。頑張ってね。

Q&A 質問3 精神症状を出していない事例への対応

質問　精神症状をもっているクライエントの場合、主観的に苦痛があるので、治療の対象を決めやすいと思います。しかし、精神症状をとくに出していないクライエントの場合、介入の対象をどのように定めていったら良いのでしょうか。

その人が問題にしているところを対象にする

それが、いわゆる症状であろうとなかろうと、その人が問題にしているところを介入の対象にするわけだから、同じことですよ。たとえば、「友達と上手くいかない」、「友達と上手くいくようになりたい」ということを訴えたとします。これは、いわゆる症状じゃないでしょ。生活上の困っていることですね。精神科の診療領域でもそのような主訴は少なくないですよ。その人が「これが困る」というところを、困らない方向に治療するのですから。

また、身体疾患をもっている人への療養の援助も行動療法で盛んに対象にしてきたところです。服薬とか通院をしやすくするような療養援助とか、疾患に必要な生活習慣のコントロールとか、行動療法の技術を必要としているところはたくさんあります。症状であろうと生活習慣であろうと、問題の解き方は、まあ同じですね。

Q&A

質問4　非現実的な治療の目標への対応

質問　現在、自分が担当している思春期のケースで、「親がすごくいやなので独り暮らしをしたい」と言っているクライエントがいます。ただ、私としては、その人は、自分の願望を言っているだけで、現実的にはいろいろな点で独り暮らしをする準備ができていないと思っています。それで、独り暮らしをしたい気持ちを支持していいのか自信をもてずに、躊躇しています。このような場合でも、独り暮らしを目標にしていいものでしょうか。

希望のなかに現実の目標を見つける

たとえば、クライエントが荒唐無稽に思えるような将来や希望を言ったとしますね。それはそのクライエントの希望なんです。セラピストはまず、そうなればいいと思うことが必要なのです。実際はそうならない場合も多い、現実的にはできないことがいっぱいあります。けれども、それを希望として共有することなのです。落ち着いてくるにつれて、その希望のなかから現実的な思考ができるようになります。荒唐無稽に見えていた目標も、だんだん現実的な目標にシェイプアップされてくるんですね。一般常識から否定したりすると治療や援助がクライエントから離れてしまうし、治療の意味がわからなくなってしまいますね。クライエントの希望をまず共通の希望や目標にすることです。

セラピストとしては、「そんなことできないんじゃないか」と心配になったり恐ろしくなったりするかもしれません。でも、クライエントが元気になってくると、その本質は変化しないけれども、目標自体は現実的なものになっていく。荒唐無稽な目標であっても、ないよりも、あったほうがいいのです。ビクビクしないことです。そして、クライエントの目標を取り上げる。

たとえば、クライエントが独り暮らしをするという目標を立てたとします。そうしたら、朝顔を洗う、お金の勘定を自分でできる、とか、これらは独り暮らしをするために必要なことですから、それができるようなことを治療の目標にすると良い。

クライエントが空想を言っているように思えることでもいいのです。そうできればいいとまず思ってください。希望がないと治療を受けないでしょう。たしかに、治りにくい病気も変わりにくい状態も少なくないです。けれども、そんなときこそクライエントに沿って繊細に目標をもつことです。大雑把になると、治るとか治らないとか、良いとか悪いとかという、臨床的には何の役にも立たない議論になってしまいますよ。

とても小さい変化を「ああ、良かった」と見るような、そういう繊細な目が臨床にはとても必要です。たとえば、ほとんど顔なんかも洗わなくてじっとしている人が、布団のなかでちょっと布団を上げて顔を少し出して、ちょっとこっちを見てくれたら、「ああ、良かった」と見るような、そういう優しい、小さな目が必要ですね。治る、治らないの二分法は臨床には役に立ちません。治るというのは治療の過程の連続上にあるものでしょう。小さい変化を見る丁寧さと根気強さが、大切に治療をするためにとても必要なことですよ。

Q&A

質問5　親とクライエントとの間での目標の相違がある場合への対応

質問　親の希望としては、勉強だけでなく、もっとリラックスしてほしいと思っている。それに対して子どものほうが大学に入れるか不安で仕方なく、勉強に集中できることを目標にしているといったケースを担当しています。このように親とクライエントとの間で目標が異なっている場合、どうしたら良いでしょうか。

目標のなかに、他の目標を入れていく

親と子で目標が異なっているとして見ないほうがいいんじゃないのかと思いますよ。親は、社会生活ができるようになってほしい、本人は、勉強に集中したいと思っている。二つとも考えてあげたらどうでしょうか。この子の生活の幅が少し広がるように、この子の成績を上げるという目標のなかに、たとえば勉強の仕方に少し幅が広がるようなプロセスを入れるとか。実際にまあまあ勉強もしなきゃいけないし、生活にも関心をもてるようにするわけだしね。

それからね、子どもの治療をするとき、子どもは発達していくということをいつも考えておくことですよ。子どもは、発展途上にある。なんとかそれなりに生活をしている。その生活の場で得ることがある。学校に行けば、人との付き合いや規則を守ることも少しは学ぶ。そのときできる範囲内の生活を支援していると、そこで何かを学んでいく。子どもは発達していく、変化していくというように考えて、そのときに必要なこと、できることに則して援助するといい。

セラピストが子どもと会うのは、多くても一週間に一度くらいです。その間にその子は電車に乗ったり、スーパーに行ったり、ゲームセンターに行ったり、学校に行ったりとか、いろいろな生活があるわけですね。そういう生活があるということを知っておいて、その生活ではどうなのかと考えてみる。そこで少しは動きやすいのか、そこではどうサポートされているのかとか考え

てみる。どこでも変わる可能性はたくさんある。少し気楽な考え方も治療や援助にとっては必要なことが多いですよ。

Q&A 質問6　希望があるが、意思決定ができない場合への対応

質問　私が担当しているケースで、クライエントには「働きたい」という希望はある。でも、いざバイトをしてみるという段になったときに、どこに履歴書を出したらいいのやら、どこに電話をかけたらいいのやら、なかなか意思決定できないんです。話を聞いてみると、「そもそもやりたいことがないのだ」と言います。そういう場合、「働きたい」という希望と、でも「やりたいことが何もない」という現状を、どのようにすりあわせたらいいのでしょうか。

抽象的な目標を具体に落としていく

よくあることですね。できないときは、具体的に考えづらいのです。だから抽象的で大きな希望を表現しやすいですね。働くというのはどういうことなのかがよくつかめていないのだと思いますよ。抽象的なのね。

どんなことでもいいからクライエントが今そこにもっている働くというイメージを、具体的にしてあげる作業がまず必要でしょうね。クライエントが今そこでもっている希望や抽象語を、具体的な簡単なイメージで描けるように話題にすることでしょうね。「店員になりたい。でも人が来るとどうしていいかわからない、難しい」ということをクライエントが語ったとしましょう。そんな話のなかから、その店員になりたいという大きな目標を作っているある行動をとりだして、それができるようにしても良い。たとえば朝起きるとか、人と会ったときにあいさつができるように、その練習をするとか。

具体的なところに話題をもってきて、そこを治療の目標にするんですね。そのためにはクライエントでなく治療者のほうに具体的なイメージを描ける力がいります。「働く」とクライエントが言っているとしましょう。そのような場合、「それはどんなことなのか」と治療者のイメージのほうをふくらませながらクライエントの言葉の表現を支持する。そうしていると、だんだんとクライエントもわかってくる。「働きなさい」とか、「働くほうがいい」とか言っても、そんなことはクライエントはわかっているので、ますます動けなくなってしまう。働くことの具体的イメージができないからです。治療が中断する場合は、こういう場合が多いですよ。先に進めなくなってしまう。だからこそ、臨床の会話も治療の思考も、いつも具体的に、すなわち刺激‐反応の枠組みでもって、具体的に考えていることが必要です。

Q&A

質問7　「変わりたい」と訴えながら、実際には変わらない場合への対応

質問　「考え方を変えたい」ということを訴えながら、実際には、行動を変えたり、生活を変えたりすることをしないクライエントが多いと感じています。そのような場合には、「考え方を変えたい」といった抽象的な主訴をどのように理解し、対応したら良いのでしょうか。

丁寧に聞いて変化可能な行動を見つけていく

「変えたい」と訴えるのは、変わることが難しいからなのですよ。考え方を変えたいというのは、それがどういうことなのかわからないのですよ。

考え方も行動としてとるわけですから、たとえば「考え方を変えたいということだけれど、どのように考えているところをどのように変えたいのか」という考えを治療者のほうがもってみる。そして、つきつめないようにすることが大切です。クライエントからの答えを得るというよりも、クライエントの話のなかに治療者が答えを見つけるようにして、考え方を変えたいと言っているところを、どのようなことなのかとりだしていくことでしょうね。こう考えてしまう。そこのところをこう考えられるようになりたい……のように、少しずつとりだしていけるように、面接を進めることでしょうね。

たとえば、「自分はだめで友達などできない」と考えてしまうクライエントがいたとします。どのように考えられるように、どのようになりたいのだろうか、と考える。こちら側があれこれ考えながら話を聞いていると、たとえば「友達と話ができるようになりたい」という気持ちがあることがわかってきたりします。そうするとそこから、友達と話ができるようになるという面接の目標を作ればいい。そのようにタッチャブルなところをどこかに見つけてそれを少し可能にする。「考え方を変えたい」というクライエントの表現できている希望に沿って、しかし現在治療できるところをどこかに探し出すのです。

クライエントの話をこちらが、こんなことだろうかと一生懸命聞いていると、クライエントは自分のことを説明する言葉をだんだんともってくるようになるものです。そうするとはじめは「考え方を変えたい」と抽象的だったクライエントの主訴が、もっと具体的なこととして表現されるようになります。上手な面接は、クライエントの能力をぐっとアップさせますよ。クライエントは、自分の問題を具体的に表現できないのです。そこをセラピスト自身が、そういうことなのかと具体的にわかるように話を聞いていくことが大切なのです。

Q&A 質問8 適切な質問をする技術を身につけるには、どうしたら良いか

質問 クライエントの話を聞くとき、いつの間にかこちらが一方的に問い詰めていたり、権威的になっていたりすることがあります。クライエントと協働して、変化可能な、具体的な行動を見つけていくような聞き方をするためには、どのような技術が必要なのでしょうか。

想像力を働かせて聞くこと

こちら側にイメージ力が必要となりますね。「ああかな、こうかな」といつも考え、ちょっと聞き、クライエントの反応を見ながらまた考え、またちょっと聞いて、聞くこちらのほうのイメージをふくらませていくことでしょう。イメージがなかったら難しいね。面接が質問紙になってしまう。クライエントもよくわからないので心理面接を受けているのです。どこをどのように治療したら良いのかを面接で探していかなければならないので、聞く側、すなわち、私たちが、頭を目一杯働かせ想像しながら感じながら聞くのです。実際に尋ねることは、ちょっとでいい。クライエントが一言を発したら、聞くこちら側はその十倍や二十倍くらい、あるいはそれ以上に考えるのです。そして、ほんの一言の質問を返す。クライエントの抽象化された訴えも、聞くこちら側が想像力を働かせて、刺激・反応系をたくさん考えるのです。そうしてクライエントの抽象的になっている訴えを具体で理解するように努力するのです。

それから、クライエントに治療者がどのくらいわかったと思うかを尋ねることも、時には役立ちます。「先生は六割くらいはわかってくれたと思う」とか言ってくれます。そして、「自分でも後はわからない」といってくれたりもします。よく聞かれることによって、クライエントにも自分をわかる力が出てくるんですね。私はときどき「あなたがこう言ったのを私はこのように理解したけれどもそれで良いのか」と尋ねることもあります。理解しないと、どうしてあげたら良いかわかりませんからね。

Q&A 質問9　臨床のセンスを磨くコツは何か

質問　いろいろとイメージを浮かべながら、クライエントの話を聞いていくとき、いろいろな可能性があるなかで、どの問題を治療の対象とし、介入の目標にしていくのかを決めるのは、どのようにしたら良いのでしょうか。経験もあると思うんですけど、そういうセンスってどういうふうに磨けばいいのでしょうか。

自分の見方を言葉に出して、他者の意見を聞く

「コツ」ってないのじゃないかしら。プラクティスの積み重ねしかないのじゃないのかな。臨床で実際に上手くできたという経験をすると、それは一歩進めさせますし、それに勉強しようと

いう気持ちになります。そんなことの積み重ねだと思いますよ。自分の見方みたいなものも「この症例ではここがうまくつかめた」といった、そういうものを一つずつ確かなものにしていくとでしょうね。それから、私はいつも同僚がいるなかで臨床をしてきて、これがすごくラッキーだったと思います。わからないことは、同僚の意見を参考に聞く。もう習慣になっています。いつも聞きまくっています。聞きながらそこで討論になっている。

若い人を指導しているとき、私はいつも彼らに私の症例について相談をするという格好で質問しまくっていました。「あのクライエントの、あのこと、どう考えたら良いのかしら。どうしたら良いと思う？」とか聞いている。何でも良いから、考えていることを言葉で表現してみる。仲間の前で意見を言葉に出してみる。そういうことをしながら少しずつ考えがまとまったり、違う考えを理解しやすくなったりしていく。そんなことも臨床の訓練の一つですね。

Q&A

質問10　人と違う意見を言うことへの不安にどう対処したら良いか

質問　事例検討会などで、自分の意見とは違うことを言われると、不安になってしまいます。そのため、スーパーバイザーや先輩の人が何を言うかを気にして、自分の意見を言えなくなってしまいます。

打たれ強くなること

検討会では異なる意見が多いほど、考える幅が広いし出席し甲斐があるのと違いますか。それから打たれ強くなることは、成長にとても必要なことですよ。違うことを言われたりすると悔しかったり自分が否定されたような気がしたりするかもしれないけれど、そのために研究会はあるので、自分と同じ意見だけであれば出席する必要もないですね。だから自分の意見も言え、人の意見も聞けるという、打たれ強さというか、素直さというか、そんなところが、伸びるためには必要ですよ。他の人から意見をもらいやすくすること。他の人の意見は、参考意見として自分の見方を深めるものです。

臨床は、自分の行ったことに自分で責任をとらなければならない仕事です。自分のなかに返すしかない。打たれ強いという能力を育てること。そして周りの人たちから遠慮なく意見をもらえるようにすること。そうすると伸びていきますよ。

Q&A

質問11　話を聞くことは、とても積極的な作業と理解して良いのか

質問　カウンセリングでは、クライエントを受容することが大切だと考えていました。それで、クライエントの話を聞くことは、セラピストが受動的になって、クライエントを受容することだと思っていました。でも、先生のお話をお聞きして、クライエントの話を聞くことは、こちら側があれやこれや想像力を発展させ、頭をフル回転させる、非常に積極的な作業であると思いました。考えてみると、今まで受動的に受容することにエネルギーを使いすぎて、クライエントの行動を見ることがおろそかになっていたと思いました。そのように理解して良いでしょうか。

受容とは、わかってはじめてできること

受容というのは、とても積極的なことですよ。積極的に考えなければ、クライエントのことは

わかりません。積極的にわからなければ、受容の仕様がありません。わからないとどう治療して良いのかわかりません。積極的に想像力を働かせ、具体的にわかろうとしてはじめて、共感が生じてきます。精神療法にはいろいろ専門用語が多いので、うっかりすると言葉の使い方に無神経になって、よくわからないまま、わかったような気がしてしまうことがあります。言葉や用語は、本当に納得して自分のものにして、そして使うことです。一言一言を吟味して使う習慣をつけているといいですよ。

Q&A

質問12　行動療法においては、価値をどのように考えたら良いのか

質問　先生は、講義のなかで「行動療法というのは、特定の価値観をもっていない」という主旨のことをお話しになられました。精神分析は無意識を意識化するとか、クライアント中心療法ならば、無条件の肯定的配慮をするとか、そういう価値観がありますよね。それに対して「行動療法は、そのような価値観はない。単なる技術の集合体である。だから自由なんだ」という主旨であったと思います。しかし、その場合、怖いのは、極端な場合ですが、「人をマインドコントロールするために、行動療法のこの部分を使おう」となった場

合に、価値観がないだけに悪用されることはないかと思います。そのような危険性については、どのようにお考えでしょうか。

苦痛を軽くして生きやすくするという臨床の価値に奉仕する方法

「臨床の価値に、行動療法の技術で奉仕する」ということだと思いますよ。そして臨床の価値は、ちょっとでも苦痛を軽くして生きやすくすることです。その目的のためにこの技術を使うのです。臨床が臨床になる以上、臨床の価値があるのです。

行動療法は、学習の理論や方法が基ですね。学習は、変化変容です。しかし、行動療法という以上、それは臨床の価値で使われるものです。苦痛を軽くする、生きやすくする、というのが臨床の目的であり価値です。行動療法の技術は、心理療法という価値のなかで、臨床という価値のなかで用いたとき、はじめて、学習の方法が行動療法という心理療法になっていくのですよ。

講義10——

臨床心理学を学ぶ人に向けて

これまで述べてきた行動療法という方法をもって臨床に対するのですが、今回の講義では、その対するところを広く話題にしましょうね。

1　心理援助専門職としての心得

援助者としての基本的態度

クライエントは、自分のことであるのに、自分自身で解決できずに他人に相談しなければいけないという状況にある人たちです。そういう状況は、通常は苦痛です。症状があるから苦痛であることもあるでしょうが、そういう状況に置かれたこと自体が不自由であったり、自尊心を傷つけられたり、嫌だったりする。クライエントはそんな状況にある人たちであると、クライエントに対するときは、まずそう思ってください。そういう人に対応するには、どのような態度が必要ですか。

まず、何はともあれ礼儀正しいこと、穏やかなこと、静かで優しい雰囲気をもつこと。少しゆったりとした表情。そんな態度が必要ですね。そういうことが援助を受ける人の前にいる援助者の、基本の態度でしょう。

優しくしなければならないと思って、つい迎合的な態度をとることがあります。しかし、迎合するような態度は、これは禁忌です。クライエントは嫌な感じをもったり、混乱したりすることがあります。礼儀正しさが基本。クライエントの心身の表現を、静かに、温厚に受ける態度、それを身体の柔らかさで示すような、そんな身のこなしが必要です。

身だしなみ

身だしなみは、もちろん清潔であること。清潔な普通の身だしなみ。医者はいいのね、白衣があるから。白衣を着ると医者になるの。言葉づかいも変わるの。白衣が条件刺激みたいになっているのね。

言葉づかい

穏やかで温厚で、礼儀正しいこと。言葉づかいは原則的には標準語と覚えておくと良いでしょう。私は、患者さんに合わせて少し慣れてきてからは博多弁を使ったりもします。私は、相手が期待している言葉づかいがわかると、それに合わせて言葉づかいも変えていますが、初心のうちはしっかりと基本を守って、標準語を使うことが必要でしょう。

よく聞くこと

クライエントが困っているところを何とかわかろうとして聞く。それが、基本。同情や迎合はいけません。「何に困っているのか、何がつらいのか」と聞いている治療者自身がまず「ああそうか」とわかるように聞くこと。これは、かなり難しい訓練がいることですよ。何を困っているのかを、「ああそうか」とこちらが感じとれるような感じで聞くと良いですよ。聞くこちら側のイマジネーションを働かせるようにして聞くと少し聞きやすいです。ただし、クライエントは困っている人であるということ、混乱しているかもしれない人であるということ、自分を不甲斐ないと感じているかもしれない人であるということ、そのような人に対応しているのだということを忘れては、クライエントの話を聞けませんよ。

礼儀正しさ

信頼の関係とは、信じられること。その基には礼儀正しさがあります。これも面接の基本。心理療法のいろいろな技術の前にある、基礎的なこと。礼儀正しく丁寧に対応すること。これは、心理面接に必須のこと。

社会性

職業としてクライエントに対応するのですから、そのときは、社会的なマナーを心得ていることが必要です。また、クライエントに対するときだけでなく、臨床の他職種の人たちと話し合うときに、お互いの職業上の尊厳を保つように話して下さい。職業上の社会性というのかな。それを身につけてね。

それから、生活ということを知っていることも重要です。「良い、恵まれた生活をしなさい」ということではありません。どんな生活でも、それを真面目にしっかりとすることが大切。真面目に生活するという意味で生活に根ざすことが大切と思います。また、常識的な生活のことを知っていることも治療では必要。私の職場の雑談で食事や家族のことが話題になっているときに、夕食は出来合いをスーパーで買うという話になった。「そんな生活は嫌だ」と私が言ったら、「それが普通」と若い看護師さんから諭されました。そういう生活の実態も臨床では知っていなくてはならないことなのです。

体験されているところをとる

体験をとる。これを〝行動でとる〟といいます。その人がどのように体験しているのか、どのように感じているのか、どのように動いているのか、そういう体験をとるのです。体験は、その人の精神的な事実です。何をどう感じているか、どう考えているか、どうしているのか、と注目してとることが必要です。刺激‐反応の連鎖で体験を掬い上げるのです。そうしていると、「そうなのか」、「それはつらい」とクライエントの体験の内側に立つようなとらえ方ができるのです。そのためには、いつもとらえようとするこちら側の心が素直に動いていないといけません。「この子は惨めな気持ちになったのだ」、「叩いた親はこんな気持ちなのか」と、刺激‐反応の脈絡で実際にそこで体験されていることをとることによって、とっているこちら側のイメージもふくらんでいくのです。

講義1で述べたように、「刺激‐反応」は体験をとるための枠組みなのですよ。その人の体験を刺激‐反応の枠で掬い上げる。それが、〝行動でとる〟ということなのです。実際の精神活動をすべて、こうしてとることで具体的にわかろうとするのです。苦痛のところに焦点を当てて、その体験されているところをとるのが面接の仕方の基本形なのです。

2　自己研鑽のために必要なこと

臨床において〝わかる〟ということは、その人の経験に従って深化してくるものです。「わかった」と思っていても、経験を積むと意味が少し違ってきたり、追加されてきたりします。臨床の一年目に「ああ、そうか」と思ったことも、五年くらい経つと「こういうことだったのか」とか、改めてわかることもあるし、十年経つとまたわかり方が追加されることもあります。私の齢になってからも、「ああそうか」とやっとわかることもあります。〝わかる〟というのは、自身のわかる過程に従ってわかっていくものですね。だから自己研鑽が重要なのです。

技術

あまり経験のない臨床心理士の人と話をしていると、彼らが基本的には技術者であるという認識がないのではないかと思えるときがあります。

臨床心理士が〝職業〟として成り立つ基本には、〝技術がある〟ことです。わかりますか。臨床活動で、たとえば、「心を開いてもらう」、「豊かな気持ちになってもらう」など大切と思われることがいろいろありますが、これらをすべて、〝技術として獲得すること〟と位置づけることが必要です。立派な人格の人が治すわけじゃないんです。人格としてはごくごく平凡な私たちがセラピストになっています。職業としてなのです。だから〝技術が基本にある〟という考え方が大切ですし、一生懸命、技術を修練することが必要となるのです。

臨床の技術は、結局は、何が期待されるか、何をするのか、どのようにするのか、何ができるのか、何をしているのか、効果はどれくらいあるか、というところを詳細に言語化するところだと思います。私たちのしなければならないのは、その過程を技術として言語化できるようにすることです。

でも、これがとても難しいところです。だから、うっかりすると概念的なレベルで止まってしまって、なかなか技術になっていかないところがありますね。このような難しさがあるので、心して〝技術〟として磨くことを心がけていることが必要なのですね。これは、この講義で伝えようとしてきたところですよ。

私が行い、考えてきた行動療法は、臨床技術の体系なのです。技術をもって、臨床の要請に応えて行動療法になっていくものです。治療前は、技術の体系にすぎなかったものが現場でそれらの技術を適用して治療して、すなわち心理療法という要請に沿ってはじめて、単なる技術の集合が行動療法という心理療法になっていくのです。行動療法は技術の体系なのですね。それらを用いて、臨床の要請に応じて、治療をするわけです。技術の体系である行動療法をもってクライエントが少しでも生きやすいように援助する。その過程が、行動療法の過程であるし、単なる技術のシステムが行動療法という心理療法になっていく過程なのです。

技術の習得に関する留意点

基本形を覚える

技術を身につけるためには、まず基本技術を覚えること。とくに変容技術は、たくさんあるので、まず基本形を覚えること。基本形を覚えて、臨床を経験していると、クライエントを目の前にしたときその基本形の技術を基にして、その人に合った治療法をそこで作っていけるようになります。もちろんたくさんの訓練がいりますよ。

使えるようにする

臨床心理士の役割を果たすために、真面目に勉強して技術やその理論を覚えなければいけないというところで臨床の〝心〟が必要です。それから、クライエントの役に立とうという〝心〟も必要です。〝心〟は、技術を発動させるものとして考えたら良いでしょう。しかし、心があればいい、というだけではだめですよ。技術がいるのですよ。

人と関わることを大切に

技術が必要であると言ってきましたが、ここでいう技術とは、技法とかに限らず、クライエントに対応すること全般を含むものです。たとえば、そっと頷く、疑問形にする、このようなときはしっかりと寄り添う、とか、そういうものも含みますよ。クライエントと関わるすべてを技術として覚える、という視点をもつことが必要ですね。

身体に染み込ませる

頭だけで覚えても技術は自由に使えません。身体に染み込ませるような覚え方がいいです。その点で技術は、頭で覚え、実際に行ってみて、また頭にフィードバックして、その繰り返しで覚えていくと良い。とくに最初のうちはこの連鎖を一つ一つ考え考えして、納得していくといいでしょう。そのうちに自動的に、できるようになる。こんなことが訓練なのでしょうね。

行動療法は、技術集合でもあるのですね。臨床はその技術の提供なのだから、技術を身体のなかに入れていつでも出せるようにしておかないといけません。私はいつも「技術は身体に染み込ませること」と言っていますが、こんなことも経験を積んでいくとだんだんとわかってくると思います。その時々の臨床の要請に、臨機応変に、そして自然に、技術で対応できるようになります。現場で、「どうやって問題をとるのか、とれたのか、どうしたらいいのか、どうしたらできるのか、できたのか……」と自問しながら修練すると、技術が少しずつ身についてくると思いますよ。少しずつ……。

習得方法

最初のうちはもちろんスーパーバイザーを探して指導を受けるのは大切です。しかし、基本は自分自身の技術研鑽であることを忘れないで下さい。謙虚に、研鑽を重ねることがやっぱり一番の臨床への近道ですね。

技術研鑽における目標と枠の重要性

臨床の目標は、〝苦痛を軽くする〟ことであったり、〝援助する〟ことであったりします。技術を修練する過程は、そのような目標や枠をもって行うことがもちろん大切です。その目標に沿って、技術を訓練していく過程を通してセラピストとなっていくわけですから。臨床心理でも、精神科臨床でも同じことですが、クライエントは、苦痛があるから、困っているから、来るわけですね。臨床の目標は、苦痛を軽くすること、生きやすくすることですね。どんな臨床においても共通した目的です。良かったとクライエントに思ってもらえること、そしてクライエントに元気になってもらうことを目標にして、技術研鑽をする。理論を知っていても技術がなかったら、何もできません。そのためには、プラクティスがいります。抽象だけでは、臨床で役立つことの意味がわかること自体も難しいでしょう。

また、技術を修練するためには、この〝治す〟とか、〝援助する〟といった枠や目標をもつことが必要です。枠をもって技術を訓練することによって、見方が丁寧になるし、深くもなり、いろいろなことに配慮することができるようになります。その人その人に合うように技術を使わなければいけないので、見方も丁寧になるのです。

「丁寧に、優しく、深く」といったことを総論的に言っても、わからない。治す方向に技術を援用するという枠をもつことによって、はじめてそのような治療の心がわかるのです。臨床にはそれ自体に、枠とか目標があるわけだから、その目標や枠をもって、クライエントの希望とか力を引き出して沿うという格好で、その過程で技術を習得し磨けるのです。技術習得は無方向にはできないですからね。

実用性

実用のところを抜きにして技術を習得しようとしても、どっちを向いて行っていいのかわからないですね。以前に心理学科で教えなければならなくなったとき、私がどのように、何を教えたら良いかを考えるために、「臨床心理士に望むこと」について医師にアンケート調査をしたことがあります。そのなかで、臨床心理士は〝何をしたいのか〟〝何ができるのか〟ということを、はっきりと示してほしいという意見が多かったですね。これは、実用のところです。もともと心理援助は形がはっきりしない傾向をもつものです。だからこそ、実用というところを中心に置いて考えることが必要になると思います。そうじゃないと何をしていいかわからなくなりがちです。精神科臨床で働くのであれば、その実用性のところに向けて技術を訓練することが必要となりますし、他の相談業務であれば、その相談業務のなかでの必要な技術を覚え発揮する。そうして覚えた技術は、結局はどこにでも通用する技術になるのです。

目的が曖昧のままだと、技術の習得は容易じゃないですよ。臨床実用という視点から、臨床技術を省みることで技術は進歩するし、その目標や枠をもって技術を磨くということも大切です。

言葉の使い方

実用ということに関連して、言葉の使い方について話をしておきましょう。臨床で用いる言葉は、自分が隅々までわかっている言葉を使うこと、そういうように言葉を使うくせをつけておくことが大切です。これは、臨床の現場だけではなく、その行為を理論化するときも必要なことだと思いますよ。自分ではっきりとイメージがもてる言葉を使うことでしょうね。抽象的で難しい言葉や、専門用語で説明をしているのを聞いていていてわかっているのだろうかと思うことがありますよ。

スーパーバイザーから自分の接しているクライエントに関して具体的に質問されると答えにつまる人がいます。それは、自分の言葉でクライエントを語れないということです。臨床の言葉は、自分自身が隅々までイメージできるようにして使うようにするといいんですよ。これは言葉のセンスを磨くことにもなるのです。端々まで自分にイメージがある言葉を使う。意味を意識しながら言葉を使うことです。それは実用ということでもあるのですよ。

私は、専門用語はできるだけ使わないで、平易な言葉を用いるようにつとめていますが、これは言葉に関する感覚を鋭くしておくことにもなると思えるし、臨床技術を磨くのにも役立ちますよ。それから、「その」とか「あの」とか言うときには、それが何を指すのかを自覚できるようにしておくこと、使いたい用語や言葉は意味を明らかにして、自分のものにするようにつとめることなどに気をつけながら言葉のセンスを鈍にしないで良くすることが大切です。これも、臨床修練に必要なことだと思います。

私は、言葉については、学生教育でも重視しています。若い人は、難しい言葉を使うと、何か、自分が説明できないことを説明できたような気がしたりするかもしれませんね。そういうような気持ちになりたいことはわかるけど、私は、学生に、それを逐一どういうことなのと聞いていくようにしています。言葉を使うときには、自分がわかった言葉を使い、わからない言葉はわかるように咀嚼して使おうとすることが、良い臨床を行えるようになるために大切なことの一つだと思いますよ。

治す体験の大切さ

実用に向けてもう一つ大切だと思うことは、〝治した〟とか〝役に立った〟という体験をすることです。このような体験がないときには、往々にして話が抽象的で、治療者としての態度もあまり優しくないことがあります。でも、そんな人も一度治したり、役に立てた体験をすると、わかりやすい言葉を使うようになるし、クライエントに対しても優しくなるようです。実際に治す体験がないままずっと過ぎると優しくないままあまり変わらないし、そうするとクライエントが離れていく。こんなことは、防がなければもったいないです。役に立った、治した、という体験は、実用を理解する上で重要な体験ですね。

3　講義を終えて

最後になりました。

何はともあれ臨床心理士としてできなくてはいけない技術を身につけて下さい。前にも言いましたが、臨床心理士は、医師もそうですが、技術職です。技術を知らないと職業は成り立たないのです。臨床心理士としての技術は、クライエントの心理面接技術や心理診断技術であったり、リファーの仕方であったり、会話の技術であったりします。インテークだったら問題を抽出してとらえなくてはいけないので、そのような技術を覚える。行動療法だったら、行動療法の問題のとらえ方、変容の技術をしっかり身につけることですね。そして自分が何ができるかを自覚していくことですね。

インテークはこうできる、この技術はこう使える、というようにして自分の技術を対象化してみることも必要です。私は学生には「面接は技術だから技術として覚えること」と言っています。到達しなければいけない努力目標として、面接の技術も変容の技術も学んでください。漠然として難しそうに見えるだろうけれども、できないとは思わないこと。だって齢をとった人は大体上手くなっているでしょ。少し難しいけれど、そして労力はいるけれども、皆さんも上手くなります。技術はやってみて、評価し、この繰り返しで得ていくものなの。職業訓練ですね。だから、私は若い人たちに「センスがいいね」なんて言葉使わないようにしています。よく頑張って、良い臨床家になった、と思うしそう言います。技術と思うこと、それを学んでいこうと思うこと、そして学ぶこと、それがあなたたちを良い臨床家に仕立てていくのです。頑張ってくださいね。

技術っていうのはね、ほとんど体に染みついてくるようなものなんですよ。だから、クライエントその人その人に合わせて対応の仕方が自然に変えられるようになる、そうした技術が大切です。かしこまった面接も、ざっくばらんそうに見える面接も、クライエントに合わせて、そのクライエントにもっとも通じやすい面接をする。もちろん訓練が必要ですが。

そのためにあなた方初心者は、まず定式の形のある面接をしっかりと学んで下さい。そうやっているうちにだんだんと相手に合わせた面接が自由にできるようになってきます。自由自在は、先のこと。人柄が良い悪いは関係ありません。あえて言うならば、技術を自分の職業として懸命に覚えようというところに、その人の人柄があるのね。その技術をどのように運用するかというところに、その人の得手不得手はある。それだけのこと。

それからもう一つ、こういう問題は見過ごしたり避けやすいとか、こういう問題に対しては力を入れすぎるとか、そういう自分のくせに気づいていること。これも必要です。症例検討で、スーパーバイザーから「ここのところ見落としてる」とか言われることあるでしょう。見落とすところが決まっていたりするのね。それに注意しておくこと。真ん丸い人間が臨床をしているわけじゃないのでね。皆でこぼこがあって、おのおのいろいろな能力もあるし欠点もある普通の人が臨床をしているのですから、自分の力を活かし、良い臨床をしやすくするためには、自分の技術や見方も臨床経験の過程で修正していく必要があるのです。

前に私の心理面接の授業での、学生の面接と私の面接の差の話をしましたね。同じ設定の簡単な面接でも技術の違いで面接の状況が変わるところを知ってもらうためでしたが。

皆さんも先輩の臨床心理士や医師がどのように面接しているのかを見せてもらって下さい。見るとやっぱりわかりやすい。頭のなかだけで考えて想像しようと思っても、知らないことですから難しいです。

最後に

これまで私が話したことを、現在のあなた方は現在のところで聞いて下さったと思います。そして、あなた方が少し経験を積んだときにもまた、私の話を思い出して下さるだろうと思います。そして、「そういうことだったのか」と今より成長したそのときのあなた方にも役立ってくれれば良いと思います。私もそんなところで臨床を続けているでしょうね。
優しい良い役に立つ臨床家になって下さいね。

おわりに

読みやすく編成された講義録の校正原稿を読みながら、実際にはアドリブの連続であったといっても良いような、まとまりのない、しかし、話し手としてはとても楽しかった講義のあれこれのシーンを思い出している。

✣

行動療法は、臨床の、現場で、もっとも生き生きと働く治療法である。

講義でも説明していることであるが、行動療法は、それだけでは理論と方法の単なるシステムにすぎないもので、面白くもなんともない。しかし、これらの考え方も方法も、いったん臨床現場に入り臨床の価値に添うと、それらは自由に動きだして治療や援助の実になり、臨床の豊かな方法になってくるのである。

行動療法臨床では、治療者はその方法群をもって臨床に対し、問題を具体的に把握し、問題のどこかに治療の介入口を見つけ、治療の方法を個別に工夫し、治療を行い、治療効果をみる。行動療法臨床ではこのような営みを繰り返しながら、治療を進めているのである。ここでは、単なる方法にすぎなかったものが、症例ごとに、その問題ごとに、活き活きとした独自の治療法になっていく、といっても過言ではないだろう。

もっとも、考えてみると、こんなことは行動療法臨床にかぎったことでもないだろう。このことはどんな精神療法でも多かれ少なかれ言えることではなかろうかと思うし、臨床は実際そんなところでしか本当のところは進んでいないのではなかろうかとも思う。

しかし、行動療法は、ここのところがまっすぐに主張できるのである。そして、当然のことながら、このようにして進む行動療法では、治療者は、その方法を技術として、その場その場に応じて使えるように、しっかりと身につけていることがなによりも必要なのである。

✣

この講義録は、そんな、臨床現場でこそ生きてくる方法で成り立っている行動療法を、半数近くはまだ臨床経験がそれほどに多くはない、いわば臨床の初心者に属する受講生に、臨床の楽しさとともに伝えようとした講義記録の一部である。

二〇一〇年五月五日

山上敏子

著者略歴

山上敏子

（やまがみ・としこ）

早良病院メンタルヘルス科医師、久留米大学文学部客員教授。1962 年九州大学医学部卒業、1963 年九州大学医学部神経精神医学教室入局、1969 ～ 1970 年米国テンプル大学留学、1974 ～ 1984 年九州大学医学部講師、1985 ～ 2001 年国立肥前療養所臨床研究部長、2001 ～ 2007 年久留米大学文学部教授を経て、現職。

主著　『行動医学の実際』（編著、岩崎学術出版社、1987）、『行動療法』（単著、岩崎学術出版社、1990）、『行動療法 2』（単著、岩崎学術出版社、1997）、『行動療法 3』（単著、岩崎学術出版社、2003）、『方法としての行動療法』（単著、金剛出版、2007）ほか多数。

下山晴彦

（しもやま・はるひこ）

東京大学大学院臨床心理学コース教授。1983 年東京大学大学院教育学研究科博士課程退学、1997 年東京大学博士（教育学）、1991 年東京工業大学保健管理センター専任講師、1994 年東京大学教育学部教育心理学科助教授を経て、2004 年より現職。

主著　『認知行動療法――理論から実践的活用まで』（編著、金剛出版、2007）、『臨床心理アセスメント入門』（単著、金剛出版、2008）、『臨床心理学を学ぶⅠ ――これからの臨床心理学』（単著、東京大学出版会、2010）ほか多数。

［やまがみとしこのこうどうりょうほうこうぎ　うぃず　とうだい・しもやまけんきゅうしつ］

山上敏子の行動療法講義 with 東大・下山研究室

初　刷　　2010 年 8 月 20 日
五　刷　　2018 年 10 月 20 日

著　者　　山上敏子・下山晴彦
発行者　　立石正信
発行所　　金剛出版（〒 112-0005 東京都文京区水道 1-5-16　電話 03-3815-6661　振替 00120-6-34848）
装　幀　　永松大剛（BUFFALO.GYM）
装　画　　長崎訓子
印　刷　　シナノ印刷
製　本　　シナノ印刷

ISBN978-4-7724-1157-8　C3011　